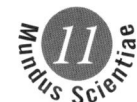

産む身体を描く
ドイツ・イギリスの近代産科医と解剖図

石原あえか=編

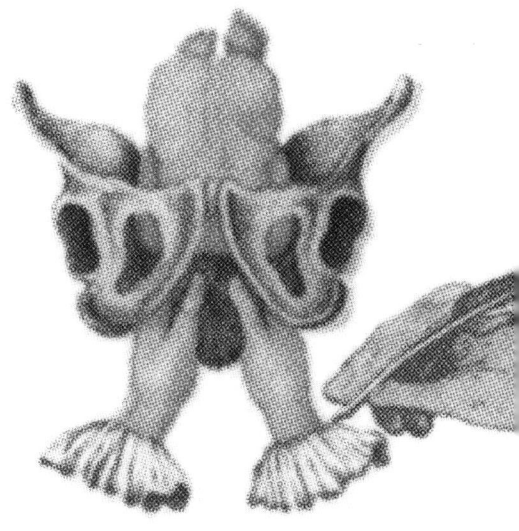

慶應義塾大学教養研究センター選書

はじめに

　ドイツを代表する詩人ゲーテ。しかし注意深い読者は、彼が芸術や文学だけでなく、科学にも相当精通していたことに気づくはずだ。現代の学問分野は、文系か理系かに分類して考えられる傾向があるが、科学者という専門職業が成り立つ以前の近代ヨーロッパでは、自然に関わるすべての分野は「哲学」の名の下に統合されていた。言い換えれば、神が与え給うたふたつの書物のうち、『聖書』は神学者の研究対象であり、もうひとつの「自然」という象徴的書物は哲学者の管轄だった。つまり現象を絵画のように分析したり、自然を象徴的なテキストとして解釈したりするのは、哲学者の仕事だった。ゲーテもこの流れを汲み、自然のなかに浮かび上がる「神聖な文字(ヒエログリフ)」を読み取ることに努めた。ゲーテはむろんそれを文学作品にしたけれど、同時に生物にいにしえからの痕跡――ゲーテに影響された解剖学者・三木成夫風に言えば「おもかげ」――を読み取り、ヒトの顎間骨を発見したことでも知られる[1]。

　さて、ゲーテもその成立に関わった新しい医学分野「産婦人科」は、特に現象の可視化を求めた。産婆を駆逐して男性医師が参入したこの領域にとって、解剖図は

なくてはならないものだった。レオナルド・ダ・ヴィンチを筆頭とするルネサンス以来の美術と医学の結びつきは、ここでさらに強固なものとなる。写真もレントゲンも発明されていなかった19世紀、普段は視線が介入できない身体の内部にメスが入った後、解体されていく過程を記憶として固定する手段は、画家の手で写された解剖図以外に方法がなかった。本書は、この産婦人科が成立する過程と絵画芸術の関係をさまざまな視点から分析・比較する試みである。以下、本書の構成を簡単に説明しよう。

　ゲーテに解剖の手ほどきをしたローダーは、知名度は高いが、実際の業績はあまり知られていない。第1章では彼が卓越した解剖学者であるだけでなく、イェーナ大学附属産院を開設したことも含めて、ローダーを紹介する。あわせて最近の研究動向を踏まえ、当時の一般市民への絵画教育（特に日本ではあまり知られていないゲーテとヴァイマル自由絵画学校との関わり）やドイツの一部の大学で活躍していた専属絵画教師の存在といった社会的文化的背景を明らかにする。

　ゲーテは、ドレスデン在住の若い画家カールスを評価した。カールスもまたゲーテが提唱した形態学に興味を

1）ゲーテは、イェーナ大学医学部教授ローダーから解剖学を学び（第1章参照）、彼の助けを得て、当時、他の動物にはあっても「人間にはない」とされ、ゆえに人間の優越性を示す根拠となっていた顎間骨（成人の場合は「痕跡器官」）をヒトでも発見した。ただし彼が最初の発見者だったかという点は、近年否定される傾向にある。

示し、ゲーテの自然科学研究『植物のメタモルフォーゼ』などから多くの刺激を受けた。しかしドイツ・ロマン派画家というと、日本ではC.D.フリードリヒがつとに有名で、カールスはその影に隠れているように見える。まして鬱病のフリードリヒを気遣ったカールスが、産科医でもあったことを知る人は、非常に少ないのではないか。第2章では、カールスの医師であり画家であるという組み合わせを紹介しつつ、彼のふたつの職業の相互影響関係を明らかにする。

しかもカールスはザクセン王侍医としてイギリス旅行に同行し、当地の病院や医学教育施設などを視察している。この旅行中、彼はすでにイギリスとドイツの医学をめぐる文化的背景および学術的関心の相違を敏感に感じ取っていた。テューリンゲンの小国・双子都市ヴァイマル=イェーナを起点とし、ザクセン王都ドレスデンを経て、第3章はイギリスを舞台にしつつ、イギリスの視点から近代ドイツ医学および解剖図版の比較・検討を行う。

当時のイギリス=ドイツ間の医学交流について語る際、忘れてはならない存在がヴィクトリア女王夫妻である。日本ではPh. F. v. シーボルトの娘・楠本イネが西欧式医学を修めた最初の女性として知られているが、シーボルトにとっての従妹（ただし叔母の連れ子のため、血は繋がっていない）シャルロッテ・ハイデンライヒ（1788-1859）は、女性産科医となり、ヨーロッパ中の宮廷産科医を歴任した。このシャルロッテ、奇しくもヴ

ィクトリア女王および彼女の夫となるヴァイマルの隣国ゴータの公子アルバート王子両方の誕生に関わっていた。のちに恋愛結婚で結ばれた英国女王夫妻の微笑の裏にある、出産の重圧とそれを軽減させた麻酔使用について言及したのち、最後はM.シェリーの小説で、ドイツの大学町インゴールシュタット——今はむしろ自動車メーカー・アウディの本拠地として有名だが——ゆかりの『フランケンシュタイン』を、解剖図として解読する試みによって、本書は締めくくられる。

　なお、本書の脚注および書誌の表記について、ひとつおことわりさせていただく。特に英語およびドイツ語については文献引用上のルールが異なるため、各言語圏ルールに従った。このため引用および文献の提示が、やや統一性を欠くように見えるが、この点については、予めご了承いただきたい。

　　　　　　　　　　　　2012年早春、横浜・日吉にて
　　　　　　　　　　　　執筆者代表　石原あえか

目　次

はじめに …………………………………………………………… **3**

第1章　イェーナ=ヴァイマル ─────────── *Jena=Weimar*
　　　　イェーナ大学附属産院と専属絵画教師
　　　　詩人ゲーテとその周辺 ………… 石原あえか　**9**
　1. イェーナ大学附属産院創設の歴史
　2. ゲーテとヴァイマルの「自由絵画学校」
　3. ベルトゥーフが出版したローダーの
　　　『人体解剖図大全』
　4. イェーナ大学専属絵画教師ルーとゲーテ
　5. フロリープ父子──ベルトゥーフの後継医師達

第2章　ドレスデン ─────────────────── *Dresden*
　　　　カール・グスタフ・カールス　科学と芸術の融合
　　　　……………………………………… 眞岩啓子　**33**
　1. 幼年時代とライプツィヒ時代
　2. ドレスデンでの活躍
　3. 宮廷侍医として
　4. カールスと医学
　5. 科学と芸術の融合──「風景画論」とゲーテ
　6. 描くことの意味

第3章　イギリスからの視座 ────── *from England and Scotland*
　　　表象としての「解剖図」………… 横山千晶　57
　　1. 身体を描くということ
　　　　──美術と医学の濃密な関係
　　2. 「産む」ことと産婦人科学
　　3. 「幸福な家庭」という表象とサブテキスト
　　4. 物から身体へ、身体から物へ
　　　　──フランケンシュタインの被造物
　　5. 解剖図としての『フランケンシュタイン』

あとがき ……………………………………………… 82

文献案内……………………………………………… 84

第1章　イェーナ＝ヴァイマル —— Jena=Weimar
イェーナ大学附属産院と専属絵画教師
詩人ゲーテとその周辺

石原あえか

　ドイツ詩人ゲーテ（1749-1832）は、今からおよそ260年余り前の8月28日正午、マイン河畔の都市フランクフルトで誕生した。最初、産声は上がらなかった。助産婦が未熟だったため、生まれた赤ん坊は息をしていなかった。あやうく死産になるところだったが、叩いたり、逆さにしたりして、運よく息を吹き返させた。ゲーテ一族をハラハラさせ、危うく未来の大詩人の命を奪うところだった、この危険な出産は、フランクフルト市民に利益をもたらした。ゲーテの母方の祖父で当時市長を務めていたヨーハン・ヴォルフガング・テクストルが、以後のお産に役立つよう、「男性産科医（Geburtshelfer）を任命し、助産婦の教育および再教育を行わせたからである」（自伝的作品『詩と真実』冒頭）。

　ゲーテの場合、実家が富裕層だったにもかかわらず、この翌年生まれる妹コルネリア（彼女も出産で命を落とした）を除く幼い弟妹が亡くなっている。後にゲーテと

妻クリスティアーネの間に生まれた子供達も、長男アウグスト以外、死産か、生まれて間もなく亡くなるという不幸が続いた[2]。

　主人公が最後に外科医になるゲーテの後期長編小説『ヴィルヘルム・マイスターの遍歴時代』（完成稿1829年）では、主人公ヴィルヘルムの父親が、種痘の普及や産婆の訓練に積極的に関わったことが、伏線として語られる。むろんこれは文学つまりフィクションの世界のことで、作家ゲーテとは分けて、慎重に扱わなければならない。だが実際、ゲーテは、ザクセン＝ヴァイマル＝アイゼナハ公国の高級官僚として、この小説主人公の父親同様、種痘の普及やイェーナ大学附属産院の開設などにも深く関与していた。本章では、以下、ゲーテが文学作品に折々さりげなく織り込む当時の医学をめぐる実情、特に文化・社会的背景について再構築を試みたい。

1. イェーナ大学附属産院創設の歴史

　18世紀半ばまで、ヨーロッパでもお産は女の管轄であり、「産婆 Hebamme」または「助産婦 Geburtshelferin」の仕事だった。啓蒙主義以降、いわゆる「男産婆」、つまり男性産科医が登場する。大学医学部に所属する男性医師達は、富国強兵の風潮が高まるなか、依然高いまま

---

[2] 昔の研究には、クリスティアーネの飲酒癖を死亡原因とするものが多かったが、今日では、早世した子供達の症状から、血液型不適合があったのではないかと推測する説もある。

の妊婦と子供の死亡率を、産婆の経験や知識の不足が原因だとみなした。彼らは、経験だけでお産を切り抜けてきた産婆達に医学的知識を伝授し、実技も鍛え直し、この再講習最後に行われる試験合格者だけに営業許可を与えるシステムを作り出した。それは言い換えれば、出産が国家および男性医師のコントロール下に入ったことを意味していた。

　ゲーテが着任する（1775年）ほんの数年前、1771年のザクセン＝ヴァイマル＝アイゼナハ公国における産婆のデータがある[3]。それによると102名の女性が産婆として登録されており、平均年齢は55歳である。公国では1673年11月以降、産婆を名乗るには男性医師の試験が義務付けられていたにもかかわらず、うち半数強の55名が無試験で営業していた。都市部で恒常的に活動しているのはたった22名、あとは近くでお産があれば呼ばれる臨時営業の産婆だった。またイェーナ大学での再講習参加に前向きな回答をしたのは都市部の産婆がほとんどで、それも半数に満たぬ48名だった。これでは難しいお産になると、お手上げなのは明らかだ。そこで同じ1771年、ゲーテの主君となるカール・アウグスト公の実母で、当時は息子が未成年であったため摂政を務めていたアンナ・アマーリア公妃（1739-1807）が、難産に対処できるよう、彼女の個人経費でヴァイマル宮

3）Hellmann, Brigitt/ Schmucker, Eva: *Hebamme oder Entbindungsanstalt?* Rudolstadt/Jena 2000, S.11参照。

廷兼軍隊所属外科医としてヨーハン・クリストフ・ヘロルドを招聘した。同時に公妃は、大学町イェーナに産院を設置しようとしたが、こちらは公国予算からの支出とあって一筋縄ではいかず、息子カール・アウグストが成人して即位した4年後の1775年、11月の閣議で産院計画の実行が決定された。ただし、これはイェーナ大学附属産院への国家予算支出が決まったにすぎない。実現には、この新しい産院を計画・実行する医学の専門家が必要だった。だが、こちらも大学の人事が絡み、すぐに人材が確保できない。1777年に医学部教授欠員が出たのを機に、若き君主カール・アウグストが招聘したのが、ゲッティンゲン大学でも名高い外科医リヒターのもとで学位を取得したての医師、弱冠25歳のユストゥス・クリスティアン・ローダー（1753-1832）だった[4]。

1775年の時点で、ドイツ国内で開設されていた大学附属産院施設は、ゲッティンゲンとベルリン（いずれも1751年）とカッセル（1763年）の3つ[5]だった。ドイツ最古参の産院をゲッティンゲンに開設したのは、同大医学部教授レーデラー（1726-1763）だが、彼の娘ヴィルヘルミーネ（1756-1792）とローダーは、1778年春の正教授（専門は解剖学と外科）着任後すぐ結婚した

---

4) ローダーについては、主に Reitz, Gerd: *Ärzte zur Goethezeit*. Weimar 2000, S.27-67 および Kublik, Steffen: *Justin Christian Loder (1753-1832)*. Jena/ Quedlinburg 2004, S.49-71 を、またイェーナ大学附属産院については、Hellmann/ Schmucker: *Hebamme oder Entbindungsanstalt?* 2000を参照した。
5) ただし現在はフランス領だが、当時はドイツに属し、ゲーテも学んだシュトラースブルク大学（1728年）を加えれば4つになる。

ので、彼にとっては義父——挙式時すでに故人となっていたが——にあたる。そんな縁もあって、着任した年の11月、早くもローダーに附属産院の開設準備を始めるよう命が下った。これを受けて、ローダーは翌12月には、市を囲む掘割沿い、弾薬保管塔近くの3階建て家屋、通称「ヘルテル・ハウス」に産院（現在のドイツ語ではEntbindungsanstaltが一般的だが、当時はフランス語からAccouchierhausと呼ばれた）を選定、それから約1年かけて内装工事を含めた一連の準備を行った。なかでも重要な「お産椅子Geburtsstuhl」[6]については、ローダー自らが、妊婦の体格に応じて肘掛や背もたれなどの調節が自在で、必要なら完全にフラットにし、ベッドとしても使えるモデルを考案、宮廷技師シュミットに製作させた（図1）。1779年早春には分娩設備が整い、その秋からは第1回助産婦講習がスタートした。初回受講者は7名で、ローダーは彼女達に半年かけて理論と実習を教え、最終試験合格者には助産婦としての正式開業を認める修了証書を与えた。

　その一方で、産院のベッド数は当初6床、のちに8床に増えたものの、満床になることは滅多になく、むしろ開店休業に近い状態だった。その理由としては、自宅出産が一般的であり、たとえ出産で母子が命を落としても、

---

[6] お産椅子の歴史については、長谷川まゆ帆『お産椅子への旅　ものと身体の歴史人類学』岩波書店、2004年（ただし主な研究対象はフランス）およびDziedzic, Damiela/ Renköwitz, Ute: *Zur Geschichte der Gebärhaltung.* Marburg 1999, S.57–69.

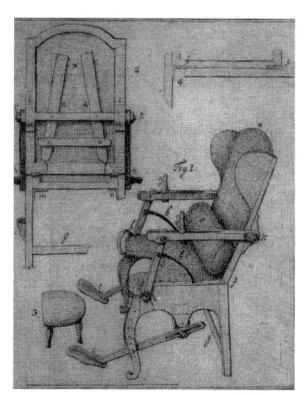

図1 ローダーの考案したお産椅子

それは運命と考えられていたこと、さらに男性医師や実習生に診察されることへの羞恥や反感が強かったことの2点が挙げられる。このため、ここで出産したのは、強制入院させられた未婚の妊婦に限られた[7]。この未婚の母達は、概ね下層市民や農民の出身で、正式な結婚をせず身籠った罪で、通常4週間の懲役刑に処される代わりに、分娩予定の2週間前から入院し、医学部の教員および学生の実習台になることを強いられた。未婚の妊婦ばかりが患者のため、「娼婦の館」という偏見はもとより、恐ろしい外科手術の実験台や解剖実習に使われるという噂も立った。確かに当時、解剖学教室の実習で使えるの

---

7) 難産などを理由に、既婚の妊婦が自発的に病院に入院・出産した記録は、19世紀半ば以降である。また富裕市民や貴族の未婚の母(ゲーテの妻クリスティアーネも、当初は式を挙げない事実婚だったので、このケースに当然含まれる)は、湯治などの目的で身ふたつになるまで身を潜め、子供の父親である相手の財力の助けも得て、処罰をうまく免れる術を知っていた。

は、犯罪者・自殺者そして未婚の母子の遺体に限られていた。だが、それは自宅で妊婦が息を引き取った場合であって、産院で妊婦が命を落とすことはない、とローダーは説明した（さらに真実を言えば、分娩で落命した母子達は、解剖で使われるよりも、標本化された）。事実、ローダーは自然分娩を重んじ、母体に傷をつける可能性がある鉗子などの外科器具を使うのは稀だったという。分娩数が少なかったこともあるが、衛生・清潔にも細心の注意を払っていたので、イェーナの産院では産褥熱による死亡も非常に稀だった。それでも妊婦達の恐怖は払拭されず、早くも1779年初夏には痛ましい事件が起きた。イェーナのビール醸造親方の娘が、産院から逃げ出し、ひとりで分娩した結果、新生児を殺めてしまったのだ。『ファウスト』のグレートヒェン像が、ゲーテが故郷フランクフルトで目撃した嬰児殺しの娘の処刑に取材していることはよく知られているが、同様の悲劇はイェーナでも起こったのだ。そうなると大学内にも産院を否定し、ローダーを攻撃する同僚も出てきた。苦しい立場のローダーに、この時、自然科学への純粋な関心を抱いて接近したヴァイマル宮廷枢密顧問官が、他ならぬゲーテだった。

2. ゲーテとヴァイマルの「自由絵画学校」[8]

　1781年秋から、ゲーテはローダーに解剖学を師事した。人体の構造とその均整比率への関心が、その動機で

あった。ゲーテは学生時代から医学部の講義も聴講していたが、1775年からは、軍事委員会の委員長として、新兵の身体計測にも同席していた。言い換えれば、彼の解剖学への興味は、絵画的な関心から始まっていると言える。事実、ローダーの講義に出席し始めるやいなや、早速、ゲーテは挿絵が入った解剖学教科書を購入し、その銅版画をせっせと模写しながら、授業の予習・復習を行った。しかも彼は解剖学の研究成果を、ヴァイマルの自由絵画学校での講義という形で、直ちにフィードバックしたのだった。

古来、解剖の知識を必要としたのは、おおまかに言って、医師と芸術家のふたつの職業だった。レオナルド・ダ・ヴィンチの精確で美しい解剖スケッチを想い出してほしい。同様にゲーテにおいても、絵画的関心が彼を解剖学に駆り立てたと言える。ところで、ゲーテが1781年11月から翌年1月まで解剖学の講師を務めた、ヴァイマルの「自由絵画学校」とは何か。これまたゲーテとその時代をよく象徴している教育機関なので、以下、詳しく説明していきたい。

18世紀のドイツでは、大都市のドレスデンやベルリンに君主直属の芸術アカデミーが開設されたのと並行して、各地で公・私立の絵画学校が開校した。1718年に

---

8) この2節および続く3節については、拙著：*Die Vermessbarkeit der Erde.* Würzburg 2011で扱った内容をコンパクトにまとめている。詳細は、この第3章を参照されたい。

ニュルンベルク市立の、そしてゲーテが誕生した1749年には彼の生地フランクフルト、1753年にアウクスブルク、1763年にデュッセルドルフでいずれも私立の絵画学校が開校した[9]。続いてドイツ中部でも[10]、1764年にライプツィヒ、翌1765年にイェーナ、1772年にエアフルト、1775年にヴァイマル（以下略）の順に開校している。ここで注目したいのは、ベルリンやドレスデンの芸術アカデミーが、フランスの「王立絵画・彫刻アカデミー」（1648年設立）を模範とするプロ育成機関であったのに対し、地方の絵画学校が、主として「趣味・道楽」を兼ねた市民の教育機関として機能していた点である。

　18世紀後期の社会において、絵を描くことは、流行の余暇活動であり、またよき社交とされていた。カール・アウグスト公の実母アンナ・アマーリア公妃が絵画を習ったのは、ヴァイマルに嫁してからだが、宮廷画家数名に手ほどきを受けても飽き足らず、わざわざライプツィヒから絵画学校長兼ザクセン宮廷画家エーザー（1717–1799）を招いて、個人レッスンを受けるほどの熱中ぶりだった。もっともヴァイマル公家はエーザーのような名のある画家達に出張レッスン料を払うのが精一杯で、新たな宮廷画家として抱えるほどの経済

---

9) Patrik Heinstein の論文: *Komplementäre Entwürfe im Widerstreit.* Köln/Weimar/Wien 2009, S.95–106, 特に S.97 参照。
10) Heinstein, Patrik / Wegner, Reinhardt の共著論文: *Mimesis qua Institution.* Stuttgart 2008, S.283–301, 特に S.283 以降参照。

的余裕はなかった。そして絵画好きの公妃に絵画学校設立建白書を奏上したのが、後にゲーテの同僚となり、またヴァイマルきっての大実業家となるベルトゥーフ（1747-1822）で、ゲーテが出仕する1年余り前、1774年8月のことだった[11]。

当時のヴァイマルは人口6000人弱の貧弱な、「村」に近い城下町だった。これといった特産物もなければ、商業交通ルートからも外れている。人口の大部分は、職人か農民で、20人にひとりは乞食だった。建白書を提出した時、ベルトゥーフは駆け出し作家として、雑誌の編纂やセルバンテス作『ドン・キホーテ』の翻訳をしたり、宮廷劇場用台本を書いたりしていたが、人一倍郷土愛は強く、ヴァイマルを豊かな町にする意欲に燃えていた。つまり彼の目的は、絵画学校を通して、ヴァイマル市民の教養を高めるとともに地場産業を促進すること、言い換えれば職業訓練と未来の芸術家育成の2点にあった。英国の問屋制家内工業(マニュファクチュア)をお手本に、さらには土地や財産のない人々が働いて日々の糧を得ることができる「ワークハウス」的機能も加える目論見だった。この建白書は、1775年にカール・アウグストが成年に達し、ヴァイマル公を継いだ際、設立許可を得た[12]。これを受けて1776年、ヴァイマルにフランクフルト出身の画家

---

11) Heinstein: *Komplementäre Entwürfe im Widerstreit*. 2009, 特にS.97参照。
12) 同時にベルトゥーフは枢密書記官兼公の御手許金管理者に任命された。

クラウス（1737-1806）を校長とする、ヴァイマル公直属の自由絵画学校（Die freie Zeichenschule）が誕生したのだった。

　ベルトゥーフの先見の明により、ヴァイマルの自由絵画学校は、実際、他の絵画学校にはない、特殊な役割を果たしたことが最近の研究で指摘されている。研究者クリンガーは、なかでも1781年から1807年までの絵画学校が「赤の城」内で開講された時期に注目し、宮廷貴族と市民の接点としての機能を指摘する。1781年から、絵画学校では計4つのクラスが開講されていたが、うち3クラスは12歳以上なら誰でも無料で（！）登録・受講できた。当時としては非常に珍しい、国の財政支援を受けた教育施設だったのだ。ひとつは男性初心者および見習い職人が対象、続く男性対象の応用クラスには貴族や小姓達も出席した。第3のクラスは女性対象で、受講者の3分の1が貴族階級の女性だった。残る第4のクラスのみが有料で、こちらは職人と将校[13]を対象とする、数学の知識と上級絵画技術を学ぶプロフェッショナル・コースであり、たとえば精確な地図作成に不可欠な彩色や（等高線の前段階である）ケバ付けなどの専門技法が伝授された。つまり、教養を磨く手段として貴族が絵画学校に通う一方、市民達はまず無料で絵を習ううち

13）近年、新田次郎の小説『剣岳』の映画化されたことでご存知の読者も多いと思うが、日本でも明治期の地図作成は、このプロイセンの伝統を受け継ぎ、陸軍が中心となって担当していた。拙著『科学する詩人ゲーテ』（慶應義塾大学出版会 2010年）第5章参照。

に、絵画技術の習得が収入に直結すること、つまり絵画のレベルが高ければ、今よりも生活水準を格段にアップできることを知った[14]。絵画学校側も才能ある生徒を早期に見つけ、未来の職業画家として積極的に育成しようとした。この絵画学校プロジェクトは、プロイセン王国が注目するところとなり、早速ベルトゥーフをアカデミー正会員に任命し、プロイセン国内に絵画学校を新設する際の顧問とした。1791年3月、彼はカール・アウグスト公から出版事業上の特権を与えられ、1800年には専用印刷所（Landes-Industrie-Comptoirs）を設置した。ここで印刷されたドイツ初のファッション誌『贅沢と流行 *Journal des Luxus und der Moden*』などのイラストの一部は、絵画学校の卒業生および生徒が彩色している。

　むろんゲーテの貢献も忘れてはならない。前述した解剖講義にとどまらず、ゲーテは1797年からは絵画学校の監督官、いわゆる顧問に就任し、2代目校長・画家マイヤー（1806年より）とともに学校経営に関与した。この結果、ヴァイマルの絵画学校は、貴族の知的余暇活動と市民の実益が結びついた産業施設となり、さらには本当の芸術家の養成機関に成長した。展覧会出品者リストには、在校生と並んで、日本でも知名度の高いドイツ・ロマン派の画家フリードリヒ（1774-1840）の名

---

[14] 先行研究は、自由絵画学校とヴァイマル公家の関わりを調査するものがほとんどだったが、近年になって市民の視点から見た絵画学校の役割が注目されている（Klingerの論文参照）。

前なども認められる。なお、20世紀に入ってから、同じヴァイマルでバウハウスが産声を上げたのも、この絵画学校以来の文化的・精神的土壌があったからではないか、と関連性を指摘する研究者もある。

3. ベルトゥーフが出版したローダーの『人体解剖図大全』

　だいぶ話が逸れてしまったが、話をふたたびローダーに戻そう。着任から3年を経て、産院はようやく軌道に乗り、男性産科医による助産婦の再教育制度も確立した。解剖に必要な献体不足から作成・収集を始めた標本もかなり増え、ローダーの医学講義には学生だけでなく、関心をもつ市民も詰めかけるようになっていた。彼にとって必要なのは、最新の専門知識、すなわち外国で見聞を広めることだった。1782年6月からローダーは研究休暇をとり、パリ、ルアン、カレーなどフランスの病院を見学した後、ロンドンの天才解剖外科医ウィリアム・ハンター（1718-1783）のもとで最新の外科・産科と標本作成技術を学び、膨大なコレクションを携えて1783年春に帰国した。しかし半年の不在は、大学内政治におけるローダーの地位を微妙にした。イェーナ大学就任以来、着実にキャリアを積む産院長ローダーと、彼より2歳年上の副院長でヴァイマル宮廷侍医でもあるシュタルク（1753-1811）[15]は、両者の技量が卓越かつ拮抗していたために、もともと緊張と争いが絶えなかったが、不在は大学の政治的影響力にはマイナスの影響を及ぼし

た。1793年にシュタルクの弟子で、ローダーの友人フーフェラント（1762-1836）——日本では蘭学医・緒方洪庵が翻訳した『扶氏経験遺訓』の原著者として知られる——が入ったことで、職場環境はやや改善されたが、結局1803年にローダーがハレ大学の招聘に応じたのは、報酬に対する不満だけでなく、同僚との人間関係が原因だったようだ。

さて、イェーナ大学を去るにあたって、ローダーは在職期間中の医学研究集大成として182枚の大判銅版画を含む『人体解剖図大全』をベルトゥーフの出版社から刊行した[16]。この図版の精巧な美しさは、ローダーの解剖学者としての地位を不動のものとした。1803年には9年の準備期間を経て、ヴァイマルのベルトゥーフの出版印刷所から大判の2巻から成る記念碑的労作『人体解剖図大全』を上梓した[17]。これはローダーが大学教員として30年近く過ごしたイェーナへの別れの品となった。この図版のために、ローダーは画家3名と銅版画家14名を投入、そのなかには第一級の学術絵画教師と謳

---

15) 同姓同名の甥も後に医師になったので、「老シュタルク」などと呼ばれる。ヴァイマル公一家の侍医を勤めたばかりでなく、ゲーテおよびシラーの主治医でもあった。また帝王切開を試みた人物でもあり、能力的には互角、ローダーもまた彼の優れた医学的手腕を認めていた。

16) ゲーテの師ローダーは、1788年に『解剖学教本』第一巻を刊行し、彼とゲーテの解剖学共同研究の賜物である「ヒトの顎間骨発見」にも言及した。この発見については、拙論：「ヒトと猿の境界　ゲーテの顎間骨発見（1784）」、『研究年報』第20号、2003年、pp.1–17。ただしゲーテ以前に、たとえばパリの臨床医ヴィック・ダジール（1748–1795）などが同結論に達していたことが判明している。

17) Reitz: *Ärzte zur Goethezeit,* S.34 以降; Fröber, Rosemarie: *Museum anatomicum Jenense.* Golmsdorf, 3. verbesserte Aufl. 2003, S.2 などを参照。

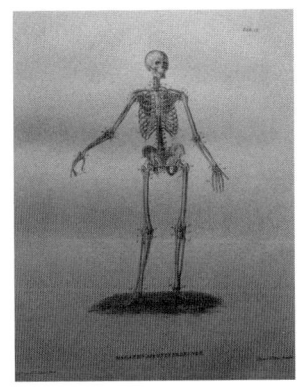 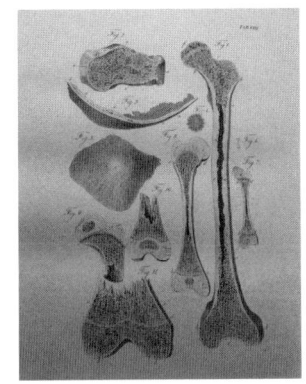

図2・3　ローダーの原書と全く同じ構図に彩色されている。
（慶應義塾図書館所蔵）

われたヤーコプ・ヴィルヘルム・クリスティアン・ルー（1771-1831）も含まれていた。研究休暇中、イギリスで師事したハンターが、解剖図版の出来栄えに細心の注意を払うのを見たローダーは、解剖図版の精巧さが研究成果を左右することを知り、自らも視覚的効果と完璧さに心を砕いた。

　少々横道に逸れるが、ローダーの図版の影響がわかる貴重な図書が慶應義塾大学三田メディアセンターに所蔵されているので、図版（図2・3）とともに紹介する。本書のタイトルは *Magazijn van ontleedkunde*、ローダーをはじめとする19世紀前半の著名解剖学者が刊行したドイツ語解剖学書のダイジェスト廉価版『解剖学百科』をオランダ語に翻訳した2冊で、刊行は1839年。ローダーの『解剖図大全』と寸分違わない構図で模写し、さら

に綺麗な彩色が施されている（ちなみにローダーの原著は、モノクロ）。本書は白黒で残念だが、当時から頻繁に転用されていたことがわかる一例だろう。

4. イェーナ大学専属絵画教師ルーとゲーテ

ところでローダーの解剖図を描いたルーの肩書、「学術絵画教師」とは何だろう。これまたゲーテが生きた時代のドイツ文化を知るうえで、重要な役割を担った職業と言える。当時、写真はまだ発明されていなかったので、精密な学術挿画は、自然科学分野において、特別な価値があった。他方、ドイツの大学教授陣は、自然科学専攻の学生に、研究対象を精確に再現できる観察眼を身につけさせる必要を早くから意識し、専属の絵画教師（Universitätszeichenlehrer や akademischer Zeichenlehrer などと呼ばれる）の獲得に努めた。

この大学専属絵画教師の役割については、ドイツ国内でも最近本格的な研究が始まったばかりで、他のヨーロッパ諸国との比較検討まで至っていない。現時点での研究から言えるのは、フランスやイギリスの専門的美術教育、つまり芸術アカデミーなどの芸術家養成プログラムにおいては、解剖学が重視されていたということだ。そして解剖学者は研究成果の発表（＝解剖図版作成）のためにはプロの画家を雇う、という医学と芸術家の分業・連携システムが確立していた。これに対し、小国が分立していたドイツでは、英仏のような中央集権的な教育シ

ステムが確立できず、各大学が独自に研究環境の向上に努めなければならなかったと考えられる。すなわち解剖図をプロに外注できないため、自然科学専攻学生の絵画教育に力を入れ、学問上の「自給自足」を図る戦略——これはヴァイマルの絵画学校設立の産学振興戦略とも一致する——を図ったと解釈できる。そして1815年に大公国に昇格すると言っても、貧乏な小国に変わりないザクセン＝ヴァイマル＝アイゼナハ公国のイェーナ大学は、——先見の明があり——、1765年、専属絵画教師を雇ったドイツ最初の大学だった。もともと宮廷騎士教育の伝統に基づき、イェーナでは自由選択科目として、ダンス・乗馬・フェンシングと同列に絵画の授業が提供されており、授業料さえ払えば、毎週レッスンが受けられる仕組みがあった。

　さて、イェーナ大学初代専属絵画教師は、シェンク（1785年没）という。当初は大学生に絵を個人教授していたが、1764年末頃、アンナ・アマーリア公妃に「大学専属絵画師」任命を願い、学部長の口添えもあって、希望通りの職を得た。彼は1765年春学期から、自然科学および数学に特化した絵画授業を開講、以来、亡くなるまで20年間、学術的絵画技法を伝授した。当時の資料が乏しいため、詳細は不明だが、公妃の摂政時代、シェンクがイェーナにも絵画学校を開いていたという証言が残っている。

　シェンクの後継者となったのが、エーメ（1759–

1832)である。彼は両親を早くに亡くし、ヴァイマルの親類に引き取られた。幸い画才を示したので、1781年から自由絵画学校の下級教員として働き、さらに同校長の推薦により、イェーナ大学専属絵画教師のポストを得たという幸運児だった。しかしエーメは自然科学系学術絵画には関心を示さず、もっぱら通常の絵画制作に力を入れたので、初代シェンクが行ったアカデミックな絵画技術の指導は疎かになった。

　エーメが学術絵画に興味を示さなかった理由は、おそらく「専属絵画教師」という職業がもつ矛盾と問題性に深く関わっている。前述した解剖学者ローダーは、イェーナ大学在任中、医学生に絵画的素養が欠けていることを問題視していた。人体の有機的関連を把握するためには、解剖標本を正しく描写・再現できる能力が重要だ、というのが彼の持論だった。実際、ローダーとの解剖学共同研究で、ゲーテがヒトの顎間骨を発見できたのも、解剖図版の模写を通して、精緻な観察眼を養ったことが大きい。だがローダーをはじめとする教授陣が、個性を徹底的に排除した精巧な絵図を要求するのに対し、専属絵画教師は画家としての個性はもちろん、対象の偶然性や個性を打ち出せない、という悩みを抱えていた。自分の独創性を否定し、同僚の意見を尊重するよう強いられる「二番手」の職業画家という立場に甘んじなければならなかったからだ。

　しかしここに「専属絵画教師」として、強烈な個性を

放つ人物が登場する。エーメの直弟子のひとり、ルーである。ルー自身はイェーナ生まれだが、先祖はフランス・リヨンからの移民で、祖父も父もイェーナ大学のフランス語教員を勤めた。1791年に同大学に入学したルーは、数学を専攻しながら、物理学や解剖学も聴講した。ローダーの解剖学に出席していたルーは、ここでヴュルツブルク出身の医学生バルトロメウス・フォン・シーボルト（通称バルテル、1774-1814）[18]と知り合う。バルテルの医学論文用に、学生のルーが描いた精緻な解剖画は、早くも研究者達の注目を集めた。だがルーの名声を不動にしたのは、ローダーの『人体解剖図大全』のために描いた一連の挿絵だろう。1796年から1803年の間、ルーは少なくとも50枚の挿絵を実際の人体解剖や標本から直接写生したという[19]。こうした絵画による学問的貢献が評価され、ルーは1806年に博士号（Dr. phil.）を得たが、ローダーの大学移籍後は、その画才を発揮する機会に恵まれなかった。

　それでもルーは、イェーナで医学部生を対象に絵画技法を教え続けた。その一方で、後継者育成や貧弱なカリキュラムに思うところがあったルーは、1812年に自然科学系の学生に必要な学問的絵画技法を教える「芸術ア

---

[18] 日本研究で有名なフィリップ・フランツ・フォン・シーボルトの叔父にあたる。バルテルについては、Körner, Hans: *Die Würzburger Siebolds*. Leipzig 1967, pp.161–202. および石原・眞岩の共同論文「ヴュルツブルクのシーボルト家」、『日吉紀要　ドイツ語学・文学』第47号、2011年、p.206以降参照。
[19] *Katalog des Jenaer Stadtmuseums*, S.65.

カデミー」をイェーナに新設する建白書を、ゲーテを通してカール・アウグスト公に提出した。この請願をカール・アウグスト公は即刻了解したのだが、大学運営権を持つ他の諸侯達の賛同が得られなかった。ゲーテは引き続きイェーナに芸術アカデミーを新設する根回しをする心づもりで、アカデミー開校後のことも考え、ルーに2回の在外研究を勧めた。ルーはまず1813年から1年間、南ドイツおよびスイスに、続いて1816年にも1年間、ハイデルベルク大学に留学した。2度目の帰国後の1817年夏、ルーはほぼ毎日イェーナでゲーテと会い、色彩学に関する共同研究を行っている。有能なルーを慰留したいゲーテは、彼にヴァイマル公の姫君達の絵画教師の口を斡旋する一方、根回しを続けた。けれども状況は好転せず、イェーナでこれ以上のキャリア形成は無理と判断したルーは、1819年、ハイデルベルク大学から提示された「解剖図専門教授」就任を承諾した。ゲーテが落胆したのは言うまでもないが、幸いルーは移籍先ハイデルベルク医学教授のティーデマン（1781-1861）という新たなパートナーに得て、ルーの卓越した画才はさらに磨き抜かれた。そのうちの一枚を以下に掲載する（図版4）。

5. フロリープ父子――ベルトゥーフの後継医師達

これまで特に触れなかったが、1790年代から1804年頃まで、ゲーテの人事関与により、イェーナ大学ではシ

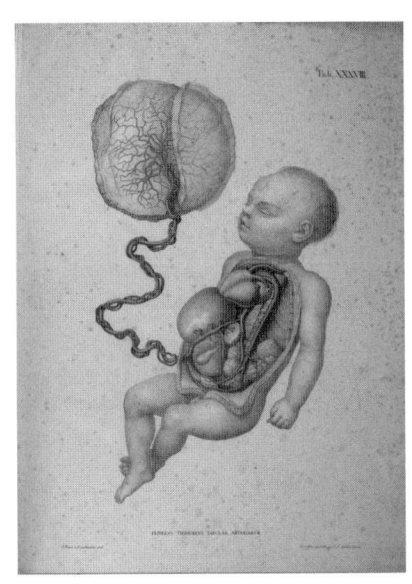

図4　ルーのスケッチによるティーデマン『人体の動脈全図』（1822）より
（ハイデルベルク大学附属図書館蔵、同図書館の許可による・転載不可）

ラーが歴史学教授として教鞭を執ったほか、フィヒテ、シュライエルマハー、シェリングが次々に招聘され、初期ロマン派のサークルが形成されていた。キリスト教中世芸術を再発見したことでも知られるロマン派は、この後、ナポレオン戦争の政治的混乱もあり、イェーナを離れ、ハイデルベルクおよびベルリンに活動拠点を移す。また次章で詳述するロマン派画家カールスやフリードリヒについては、ドレスデンで活動した。今や解剖学者ローダーも、絵画教師ルーもイェーナを去った。ヴァイマル・イェーナで芽生えた医学絵画の伝統は、早くも途絶

えてしまったのだろうか。

　ナポレオン戦争が終結し、ウィーン会議の取り決めにより、1815年にカール・アウグストが大公に昇格した折も折、ヴァイマルでベルトゥーフの生まれながらの後継者・ひとり息子カールが他界してしまう。新たな後継者に指名されたのは、娘婿フロリープ（1779-1847、後に貴族の称号を得て、フォン・フロリープとなる）だった[20]。このフロリープこそ、イェーナ大学医学部を卒業、1799年に同大でMDを取得した、れっきとした産科医だった。博士号取得後、ウィーンやゲッティンゲンで研鑽を積み、1801年に教授資格を得ると、イェーナ大学附属産院副院長に就任、同年、ベルトゥーフ[21]のひとり娘シャルロッテと結婚した。結婚の翌年、ベストセラーとなった『産科教本』を出版、さらに『比較解剖学双書』シリーズを編集・刊行するなど、旺盛な執筆活動を開始する。まもなくローダーの推薦でイェーナ大学医学部准教授に就任するが、1804年にハレ大学に移籍、1808年にはテュービンゲン大学医学部正教授の地位を得た。この間、実務と並行して、フランス比較解剖学の重鎮キュビエの講義録を同僚と共訳している。そして1814年、大学を辞し、ヴュッテンベルク公国の侍医

---

[20] フロリープ父子については、Reitz: *Ärzte zur Goethezeit*, S.34以降、またベルトゥーフに始まる詳しい家族系譜については、ヴァイマル市博物館発行のKaiser, Paul: *Das Haus am Baumgarten. Bertuch Bertuchhaus Landes-Industrie-Comptoir*, 1980が参考になる。
[21] フロリープの実父はエアフルト大学の神学教授で、後に義父となるベルトゥーフとは父の友人として、早くから面識があった。

に任命されたばかりだった。義兄の死によりフロリープは、宮廷医の職を2年で辞し、ヴァイマルで実業家としてのキャリアをスタートさせるわけだが、これがヴァイマルで花開いた学術絵画および産学振興の伝統に、再び息を吹き込んだ。就任を機にフロリープは医学関係書籍の出版を強化、イギリス人医師サミュエル・クーパー（1780-1848）の『最新外科教本』の翻訳やフロリープ自身が収集した『産科実演講義』（全11冊）を次々に刊行した。むろん公国侍医に上り詰めた優秀な人材を、宰相ゲーテが実務家だけで終わらせるわけはなく、フロリープはまもなくヴァイマルの医学衛生局長官を兼務し、公国内の衛生制度の確立および種痘の普及にも貢献したのだった。

　そして次世代に医学と画才が共存する人物が誕生する。フロリープの息子ロベルト（1804-1861、父と区別するため以下、名前を使う）は、10代のギムナジウム在籍中から卓越した描画・彩色の才能を顕し、大学入学前から、父が刊行する『外科銅版画集』に画家として参加した（1833年以降は刊行者）。ボン大学医学部卒業後、パリ大学をはじめ欧州各地の大学で研鑽を積み、1831年にイェーナ大学准教授に就任するが、職場に馴染めず、ベルリンに移った。ちなみにこの時、創立からまだ20年も経たぬベルリン大学医学部を率いていたのが、フーフェラントだった。1833年にロベルトはベルリン大学外科解剖学准教授兼同大附属病院「シャリテ」の病理学

博物館長の職[22]を得た。出世運にはあまり恵まれなかったロベルトだが、その後、卓越した画才を認められ、ベルリン芸術アカデミーに招聘され、解剖学の授業を担当している。父の死により、ヴァイマルの家業を継いだロベルトは、1850年から15年かけて、見事な銅版画教科書『人体各部解剖図版』を刊行したが、これで借金をすべて返済、経営を黒字に転じさせた。病理学者としては地味だったが、ロベルト自ら解剖図を描き、医学書を刊行することで、近代ドイツ医学の普及に貢献したことは間違いない[23]。

ベルトゥーフの血筋を紹介しているうちに、時代が19世紀後半に入ってしまったが、次章では19世紀前半まで、少し時計を巻き戻そう。ゲーテと親交があり、また『植物のメタモルフォーゼ』に代表されるゲーテの形態学からも刺激を受けたロマン派の画家カールスは産科医であり、ロベルト同様、医学と画才が共存した稀有な人物だった。

---

[22] ベルリン時代のロベルトの弟子のひとりが、現代病理学の祖と言われるウィルヒョウ（1821-1902）である。彼はロベルトが郷里ヴァイマルに戻った後、ベルリンの病理学博物館を引き継ぎ、彼の直接の後継者になった。

[23] ちなみにロベルトの娘ベルタは肖像画家として活躍し、また末息子アウグストは、フロリーブ家3代目医師としてテュービンゲン大学医学部准教授に就任、『芸術家のための解剖学 Anatomie für Künstler』を著したほか、（今も行方不明になっている）詩人シラーの頭蓋骨判定にも関わった。こうしてヴァイマルに絵画学校の設立を提案したベルトゥーフの精神は、医学と絵画の強い結びつきの中で、確実に彼の子孫に受け継がれていった。

第2章　ドレスデン ─────── *Dresden*
カール・グスタフ・カールス
科学と芸術の融合

眞岩啓子

　第1章で取り上げられたヴァイマル絵画学校に関係する人々の中で、実際に医学者であり自ら図版も手がけたのは、ベルトゥーフの出版社を継ぐこととなった産科医のフロリープであった。医学書出版に力を尽くした彼の存在は重要であるが、この頃、彼と同じように医師であり、自身の著作に図版を描くばかりか銅版画制作まで行っていた人物がいる。おもにドレスデンで活躍したカール・グスタフ・カールス（1789-1869）である。日本では、ロマン派の画家フリードリヒとの関連で言及されることはあるものの、彼が外科学医学アカデミー教授および産院長として活躍し、自然学のみならず心理学や哲学関係の書物も残していることなど、あまり多くは知られていない。この章では、最初にその著作に触れながらカールスを紹介し、そのあとで彼の医学についての考え方や風景画論をとりあげ、そこからカールス特有の描くことへの姿勢について考えてみたい。

1. 幼年時代とライプツィヒ時代

 カール・グスタフ・カールスは、染色業を営む父アウグスト・カールス（1763-1842）と母クリスティアーネ（1763-1846）の長男として、1789年ライプツィヒに生まれた。母方の家系には教師や自然学者、医師などがおり、また幼少時代に接した人々は実に多彩な顔ぶれで、このことはカールスに少なからぬ影響を与えた。両親の家へも音楽評論家や編集者、自然学者などの来客があった。さらにカールスの友人の父親、出版者で書店経営者のゲッシェン（1752-1828）の家でも、劇作家のシラーや画家のエーザーのような著名な人物と会う機会に恵まれた。幸運にもカールスの周囲には早い時期から、自然科学のみならず文学的芸術的にも刺激をうける環境があった。

 カールスは12歳になるまで家庭教師について勉強しており、絵画はディーツ（1770-1843）から手ほどきを受けた[24]。ここにカールスの優れた学術的素描と風景画の原点が求められる。その後、約3年間はライプツィヒの有名なトーマス・シューレに通学し、1804年にはわずか15歳でライプツィヒ大学に入学した。大学では、化学や物理、植物学、動物学、地質学や鉱物学を学び、古典語や文献学も受講した。叔父にあたる哲学教授フリードリッヒ（1770-1807）の講義にも出席し

---

24) 後にディーツは、カールスの素描に基づき、カールスの著作の図版を仕上げている。

た。専門は、この叔父と相談のうえ医学を選んだ。その理由は、この学問が「多くの新しいものを発見し、古いものを改良し、多くの発見されていない真理を明らかにする」もっとも豊かな機会を与えてくれると考えたからである[25]。授業のなかでとくに重要なのは、ローゼンミュラー（1771-1820）の比較解剖学であった。授業で行われる模写では、カールスの能力の高さが示された。解剖学と模写に対する姿勢は並々ならぬもので、彼は医学専攻を決めた年の夏に、人間の骨格のすべての部分と動物のその一部を写し取っている。当時、彼はディーツと遠出して写生をしたり、ドレスデン絵画館を訪れたりしていたし、画家のティッシュバインらによるプライゼンブルクの美術アカデミーにも通っていた。その研鑽の成果であろう、授業での模写は師のローゼンミュラーのそれよりも優れていたという[26]。解剖学と並んでカールスに強い影響を与えたのは、ブルダッハ（1776-1847）に学んだ生理学である。ブルダッハは、ゲーテの自然観察方法すなわち形態学的見方の側に立つ人物で、彼の授業を通じてカールスは、神経システムの実験的研究という生涯にわたる研究テーマのひとつを見つけることとなった[27]。

---

25) Carus, C. G.: *Lebenserinnerungen und Denkwürdigkeiten* I. In: Gesammelte Schriften (Nachdruck: 2009–2011), Bd.5, S.52.
26) Ibid., S.62.
27) Meffert, Ekkehard: *Carl Gustav Carus. Arzt – Künstler – Goetheanist. Eine biographische Skizze*. Basel 1999, S.15.

その後1809年よりカールスはライプツィヒの聖ヤーコプ病院において、内科学のラインホールト（1769-1809）と解剖学および外科学のクラールス（1774-1854）のもとで実習を行う。ここで彼は医学理論と診療の相互作用を学び、医師と患者の関係が疎遠になってはならないことを痛感した。翌年、個人の寄附によって設立されたライプツィヒ助産施設兼助産婦学校で、近代の産婦人科学を築いたひとり、イェルク（1779-1856）の助手となり、1811年に修士号および哲学博士号を取得すると、医師の仲間入りを果たした。カロリーネ（1784-1859）と結婚したのもこの頃である。12月には医学博士号を取得した。翌年にはライプツィヒ大学で比較解剖学の講義を担当する幸運にも恵まれた。当時、比較解剖学の授業は大変珍しかった。授業の評判は良く、聴講する学生数は次第に増えていった。1814年には最初の学術書『神経システム、とくに脳の記述の試み』が出版の運びとなった。

2. ドレスデンでの活躍

　ほどなくしてドレスデンから、外科学医学アカデミーの前身にあたる臨時教育施設での仕事が来た。カールスは産婦人科学教授と産院長および附属助産婦学校長を務めながら、アカデミー開校の準備にも係わらなければならなかった。それら全てを行うのは容易ではないが、教育活動と実践的活動の両方に携わることが重要と考えて

いた彼にとっては、むしろそれ自体は好ましくもあった。アカデミー設立後の処遇に多少の不安はあったが、思案の末、彼はドレスデン行きを決めた。1816年、ザクセン外科学医学アカデミーは開校となり、式典では「太古の動物の化石」と題した講演を行った。この講演からもカールスの比較解剖学への関心の高さが推測される。その内容には、後に彼の上司となる第1侍医のクライズィヒ（1770-1839）も興味を示したという。

　こうしてザクセン外科学医学アカデミー設立を成し遂げたカールスは、引き続きアカデミー教授兼産院長として活動することとなった。当時はまだ多くの地域で助産婦資格というものはなく、それにより個々人の知識と技能に格差があったことは否めない。カールスは助産婦教育に力を注ぎ、彼が赴任した1814年から1827年までの13年間に420人の助産婦を教育して世に送り出し、200人以上の医師に免許を授与した。当時ドレスデン助産師学校の生徒だったハーベルという女性が、後に新米の助産婦や若い女性向けに出産や子育てに関する本を執筆した。この事実も彼の教育成果を示すものと言えるだろう。ちなみにカールスはこの本の前書きを書いている。また、この間に産院では2589件の出産が行われたが、この数字は、当時のドレスデン全体の10分の1にあたる[28]。

---

28) ハーベルの生没年は不詳。Schneck, Peter: *Carl Gustav Carus als Geburtshilfe und Gynäkologe.* In: *Carl Gustav Carus. Wahrnehmung und Konstruktion.* Dresden 2009, S.59.

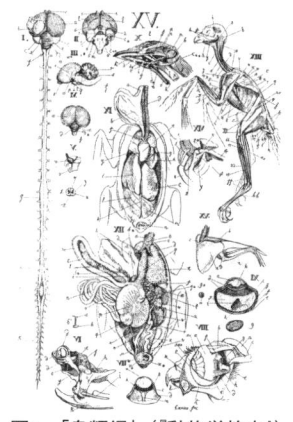

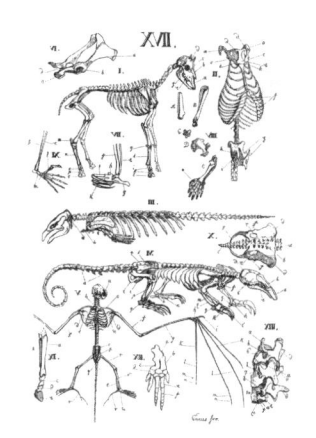

図5 「鳥類綱」(『動物学教本』)　　図6 「哺乳綱」(『動物学教本』)

　1818年には、これまでの比較解剖学講義の内容をまとめた『動物学教本』を出版した。この本に添えられた20枚の図版（植物性動物、軟体動物、甲殻類、昆虫、魚類、両生類、鳥類、哺乳類）はすべてカールスの手になる（図5・6）。ドイツで比較解剖学に最初に取り組んだのはブルーメンバッハ（1752-1840）とされるが、比較という新しい視点は、当時ようやく認められ始めていた学問、すなわちカールスも重視していた生理学全体に大きな影響を与えた。

　『動物学教本』に続いて1820年にはドイツにおける産婦人科学の最初の教科書とされる『産婦人科学教本』2巻が刊行された。第1巻は婦人科学、第2巻は産科学にあてられているが、この本の新しさは、表題に「産婦

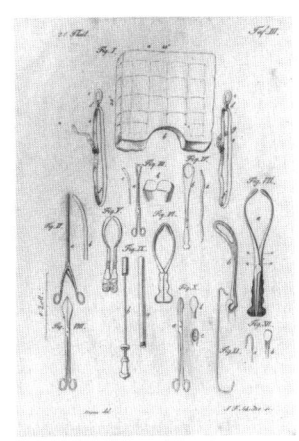

図7　カールスの推奨する医療器具の図版
（『産婦人科学教本』第2巻）

人科学 Gynäkologie」という言葉を用いて、初めて産科学と婦人科学をひとつの領域として記述した点、この分野に精神的な視点を取り入れ、心と身体の両面を考慮に入れた総合的医学を目指した点にある。第1巻では、婦人科学全般について説明され、その後に個々の器官に関する生理学と病理学、食餌療法、それぞれの器官に生じうる病気、癌治療などの章が続く。第2巻で、彼独自のものとして注目されるのは、出産時期の算出に役立つカレンダーや産科学の歴史をまとめた表である。後半では妊産婦と新生児の病気とその治療について記されている（図7）。『産婦人科学教本』2巻は、多くの経験に裏打ちされた確かな技術と知識によって、絶大なる信頼を得て、1828年と1838年には改訂版が出された。この著作がい

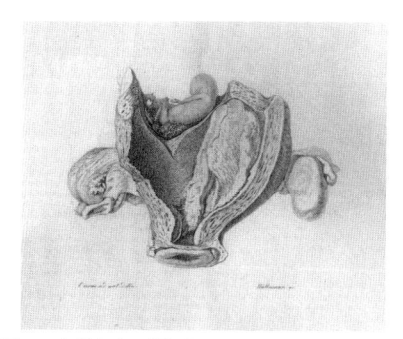

図8 腹腔妊娠（『妊娠と出産の教え』）

かに優れたものであったかは、出版後にイェーナ、ゲッティンゲン、ベルリンなどの大学から相次いで招聘があったことからもうかがえる[29]。

　さらにこの分野の著作で忘れてはならないのは、2冊の論文集『妊娠と出産の教え』（1822/1824）である。ここでの革新的な功績は、後陣痛を正しく解釈したこと、初めて腹腔妊娠（子宮外妊娠のひとつ）について記述し、それを銅版画の図版を用いて説明したことである（図8）。この時代には図版に描かれるのは正常な状態の身体であり、異常な症例が対象とされることは稀であった。さらにそこには、さまざまな症例と並んで産科医療器具の使用経験と改良点などが示され、カールスの発案したピンセットも紹介されている。また1814年から1821年

29）ベルリンからの2度目の招聘はエリアス・フォン・シーボルトの後任であったが、辞退した。エリアスはヴュルツブルク時代に助産婦制度の改革を行っている。

までのドレスデン産院における詳細な成果報告も収録されている。それによれば、彼がドレスデン産院長であった最初の8年間に1284件の出産（うち11件は双子）が行われ、1295人のうち102人が死産で、出生後に死亡したのは89人である。母親の死亡は25人と、他の産院に比べるとその確率はかなり低いということである[30]。この関連で触れておかなければならないのは、乳児死亡率と生活環境の問題である。乳児死亡率を分析してみると、明らかに貧困家庭での率が高い。カールスはこのような子供たちや孤児のための施設の整備を要求していた。

　こうして医師、教育者、研究者として多忙ながらも充実した日々を送っていたカールスに、再び大きな転機が訪れた。

3. 宮廷侍医として

　1827年、侍医のクライズィヒによって、新ザクセン王アントン（1755-1836）のもと、空席になっていた侍医の職位のひとつがカールスに提示された。彼はこの職を受け入れ、もうひとりの侍医となるフランケ（1785-1853）とともにピルニッツで宮廷の人々に紹介された。

　ドレスデンに赴いてから早13年、すでに「ヨーロッパで多くの患者が訪れる医師のひとり」となっていた

---

30) Scholz, Albrecht/Schneck, Peter: *Medizin und Heilkunde.* In: *Carl Gustav Carus. Natur und Idee.* Dresden 2009, S.238.

カールス[31]は、この時期どのような人々を診療していたのだろう。彼が仕えた3人の王に関しては、老齢の国王アントンは大病を患うことはなく、亡くなった原因も老衰であった。アウグスト王子（1797-1854、後の国王アウグストⅡ世）は、カールスの着任前から精神的に不安定な状態にあった。カールスは侍医として旅行に随行したり、健康を気遣って保養の計画を立てたりした。これに対して弟ヨハン王子（1801-1873、後の国王ヨハン）は比較的健康であった。産科医としては、ヨハン王子の妃アマーリエ（1801-1877）の第三子エリザベート（1839-1912）誕生後、王子2人と王女5人の誕生を、さらに三男ゲオルク王子（1832-1904）の妃マリア（1843-1884）の子供たち8人をとりあげている。

　トスカーナに嫁いだアウグストⅡ世の妹マリア妃（1799-1832）は肺結核を患い、彼女の3人の王女たちも感染していた。次女のアウグステ王女（1825-65）の治療に成果があったことから、カールスは長女カロリーネ王女（1822-41）の治療のためにフィレンツェへと向かったが、すでに病は進行しており、彼女は18歳の若さで生涯を終えた。コッホ（1843-1910）による結核菌、エーベルト（1835-1926）による腸チフス病原体の発見は約40年後のことで、当時は伝染病で命を失う人が多かった。カールスもライプツィヒ時代にチフスに

---

[31] Carus, C. G.: *Lebenserinnerungen und Denkwürdigkeiten* II. In: Gesammelte Schriften (Nachdruck: 2009–2011), Bd.6, S.261.

感染した。幸いにも彼はこのとき一命を取り留めたが、後にカールスの子供たちの何人かが結核、チフス、猩紅熱で亡くなっている。

　ザクセン宮廷を訪れた客人たちも、診療や助言を求めた。たとえば、ヨハン王子の妃アマーリエと双子のエリザベート王女（1801-1873）が嫁いだプロイセンのフリードリッヒ・ヴィルヘルムⅣ世（1795-1861）やロシア皇帝ニコライⅠ世（1796-1855）、王族以外には、ドレスデン宮廷劇場およびオペラ座の俳優や歌手、妻クララと6年間ほどドレスデンに滞在していたシューマン（1810-1856）、通風に悩んでいたロマン派の作家ティーク（1773-1853）などがいる。とくにティークは、1842年にプロイセン王フリードリッヒⅣ世に招かれてベルリンに移ってからも、闘病生活についてカールスから助言を受けていた。もうひとり、ロマン派の女流作家イーダ・フォン・リュティヒャウ（1798-1856）の名をあげておこう。カールスの主著のひとつ『プシェー *Psyche*』（1846）の成立は、友人であり精神的な病に苦しむ患者でもあった彼女との対話に負うところが多いと言われている。

　カールスの診療以外の仕事としては、病状報告の作成、旅行の許可および随行、保養の計画、死亡報告のための解剖と報告書作成があげられる。これと並行して宮廷顧問官兼衛生事務次官としての職務も遂行しなければならなかった。1824年に解散となった衛生団体から政府が

医療福祉事業を引き受けることとなり、カールスも同僚たちとともに関与した。この委員会には彼らのほかに、ライプツィヒ大学医学部長とドレスデン外科学医学アカデミー校長も入っていた。カールスにとってはさまざまなテーマについて話し合い、その展望を把握することはきわめて有意義であった。

　以上、宮廷での医師としての仕事を見てきた。では、なぜカールスは「ヨーロッパで多くの患者が訪れる医師のひとり」となったのだろう。それは、実践面での卓越性のみならず、彼が目指していた医学的方向性にも求められる。

4. カールスと医学

　18世紀になると、解剖学により新たに多くの事柄が明らかにされ、古代からルネサンスまで中心におかれていた体液理論に代わって、固体に注目した病理学が優勢になっていく[32]。病気は身体器官や組織の変化と捉えられた。イタリアのモルガーニ（1682-1771）とフランスのビシャ（1771-1802）が有名であるが、ドイツではハレのホフマン（1660-1742）が血液循環に注目し、身体中の体液を運ぶ管の緊張状態が健康か病気かを決定すると説明した。

---

[32] Scholz, Albrecht: *Der Heilplan soll ein Kunstwerk sein. Das Konzept der Krankheit bei Carl Gustav Carus.* In: *Carl Gustav Carus. Wahrnehmung und Konstruktion.* Dresden 2009, S.31-37.

その一方で、病気を心の防御の表われとするアニミズム的な考え方や、ハラー（1708-1777）の刺激感応性説——興奮は筋肉の有する刺激を感受する能力によっておこり、敏感は神経に備わっている感じる能力によっておこるとする理論——が現われた。さらにハラーの理論を基にして、スコットランドの医師ジョン・ブラウン（1735-1788）は、健康か病気かは人体の興奮状態の強弱によってのみ決定されるとし、中程度であれば健康、過剰あるいは不足であれば病気という論を展開した。彼の理論は1800年代の中部ヨーロッパで多くの支持を得ることとなった。しかし、カールスはこの時代を振り返って、当時は学問的にきわめて不毛な時代で、ブラウンの学説という粗野な亡霊が巣食い、いまだ生理学的な医学は確立されていなかった、と述べている[33]。

　それでは、カールスの医学とはいかなるものなのか。彼の医学を特徴づけるとすれば、自然科学的医学、身体の学すなわち生理学に裏付けされた医学、発生論的な考え方の医学ということができる。彼にとっては描くことはフォルムへの感覚を養うことであり、描くことと観察力の鋭さは比例するものであった。彼は身体を徹底的に観察して写し取り、それによってさまざまな機能や作用を認識していった。これを経て、さらに個々の器官と有機体のシステムに起こりうる障害を見きわめ、その障害

---

33) Carus, C. G.: *Lebenserinnerungen und Denkwürdigkeiten* I. S.176.

を治療する、というのがカールスの姿勢である[34]。

　実践面で言えば、多くの医師が病気を身体面からのみ捉えたのに対し、カールスは患者の生活環境や精神状態にまで目を向けて、この関連で患者と医師のつながりを重視した。このような方向性は、貧困者対象の医療に携わったライプツィヒ時代にすでに培われていた。したがって、患者を前にして彼が最初に行うのは、患者の既往病歴と生活環境を明らかにすることであった。診察では伝統的に受け継がれてきた検査方法と触診が基礎となっていたが、カールスはこれに新たに打診と聴診を組み入れ、また必要に応じて体液病理学に由来する瀉血を行ったり、下剤を用いたりもした。もちろん彼も、当時認められていた薬の多くを患者に処方している。精神面での治療においても、それぞれの患者に合った治療計画を作り上げようとした。患者の心の状態を把握することを基本に、たとえば19世紀になって健康増進や身体の回復に有効とされた食餌療法や温泉浴などを積極的に取り入れた。詩作や読書、音楽鑑賞や楽器の演奏、絵画鑑賞と制作なども病気の改善に有効なものとされた。彼の半世紀にわたる経験が纏められた『医師として研究と実践から得られたこと』には、既往病歴、診断、所見、治療、経過記述を含む詳細な病気の記述がある。

　60歳を過ぎたころからは、病気予防への関心が強く

---

[34] これは、第1侍医のクライツィヒの方針でもあった。

なっていく。病気にならないためには、生活習慣の見直しと精神の安寧が必要となる。とくに後者は重要である。カールスは人間の内面に入り込み、心の浄化を図ろうとする。そのさいの行動の仕方を彼は、ギリシャのデルフォイ神殿にある碑文を用いて、以下のように説明していく。「汝自身を知れ！」[35]。これこそが、彼にとっての健康であるための第1条件である。自分自身の能力と可能性を知ること。鍛練し、持ちうる能力や可能性を存分に発揮すること。そこから最終的には創造的な活動へと至らなければならない。すでに病気である人には、自分自身を知ることに加えて、病気そのものを正確に理解することも必要となる。

　第2の条件は、「過剰でなかれ！」[36]である。節度と中庸は最も重要な生活の原則である。最も単純な例として、栄養過多が身体に良い影響を及ぼさないことは明らかである。カールスが重視する精神生活においても、極端には走らず、一面性と多面性の中間の道が求められる。また人間は、さまざまな肉体的体質と精神的な才能を持ち合わせているが、それらのいずれかに偏ってもならない。それらすべてを同等に発展させることが望ましい。まさにカールスの生活である。診療、研究、執筆、散歩や遠出、旅行、絵画、音楽、読書、人々との交流と、彼

---

35) Carus, C. G.: *Die Lebenskunst nach den Inschriften des Tempels zu Delphi*. Dresden 1863, S.22.
36) Ibid., S.65.

は実に多様な能力を使用している。また、何かを達成することは、精神の安定につながっていく。たとえば、子供たちの早すぎる死は、カールスの心に暗い影を落とした。しかし、幼くしてこの世を去った長男のファーストネーム（エルンスト）とミドルネーム（アルベルト）を、それぞれ手紙の受取人と差出人の名とし、『風景画についての9通の書簡』を仕上げたとき、その心は幾分か和らいだのではないだろうか。

　このような考え方は、言うまでもなく、彼が自然学の多様な分野に精通していたのみならず、芸術や文学、哲学や心理学の方面にも深い関心を寄せていたがゆえに、生まれたものである。彼の思考過程には常に、科学的要素と文学的芸術的要素の相互作用が感じられる。より具体的で興味深い例は、次節に示される。

5. 科学と芸術の融合──「風景画論」とゲーテ

　ゲーテの『植物のメタモルフォーゼ』の形態学的発生論的見方に共感を示していたカールスは、比較解剖学の著書『動物学教本』をゲーテに贈った。20枚の銅版画図版の添えられた書物は、ゲーテにとって興味深いものであった。彼は返書に、自身の雑誌『自然科学一般』（第1巻第2冊）を同封し、ここに収められた論文によって互いの見解の一致が明らかにされるだろうと記した。これを契機に始まった文通はゲーテの晩年近くまで続く。しかし実際に両者が会ったのは、カールスがヴァイマル

のゲーテを訪問した1821年の一度だけである。骨格やゲーテの主張していた6個の脊椎骨、比較解剖学、岩石や山脈、ゲーテのハルツ山地のスケッチ、実に多くのことが語られ、光の屈折による色彩の実験も行われた。この時カールスはゲーテの風景画に対する強い関心を知り、その後、数回にわたって『風景画についての9通の書簡』の草稿を送っている。この風景画論は最終的に1831年に、巻頭にゲーテの書簡を添えて出版された[37]。

　当時は風景画への関心が高まっていた時期である。ゲーテも「詩人としてのロイスダール」(1816)や風景画家ハッケルト (1737-1807) について書き、マイヤーに風景画史の執筆を勧めている。イギリスではターナー (1775-1851) やコンスタブル (1776-1837) が活躍する時期と重なる。このような時代にカールスはその風景画論において新しい風景画を提唱するのであるが、では、自然学者でもある彼は風景すなわち自然をいかに捉え、いかなる過程を経て新しい風景画に達したのだろう。

　カールスにとって、自然とはまず生命である[38]。人間や動植物のみならず、彼にとっては大地も山や谷も、湖沼や河川、風もみな生命である。この自然（＝生命）においては常にさまざまな変化が見られる。その変化は

---

37) この風景画論は多くの芸術愛好家に影響を与えるだろう、という内容の1822年4月20日付書簡。
38) Carus, C. G.: *Neun Briefe über die Landschaftsmalerei* (1831), Nachwort von Kurt Gerstenberg. Dresden 1927を用いた。直接の引用は（BL29）のように記す。

みな、成立・誕生 − 自己形成 − 後退 − 消滅という流れで、しかも繰り返し生じる。つまり自然とは永遠なる循環ということができる。したがって、自然（＝永遠なる循環）には「絶対的な死」は存在しない。あるのは「相対的な死」と呼ばれるものだけである。カールスはこれを振り子の揺れで説明する。真空状態にある振り子は永遠にゆれ続ける（＝永遠なる自然）。しかし何らかの原因（＝他との係わり）で真空状態でなくなると、振り子はやがて停止してしまう（＝自然の個々の現象の状態）。たとえば、水分不足で植物が枯れて生命を失うのは「相対的な死」である。

このような自然の解釈は、人間が自然に対するときにもふたつの状態を生み出す。ひとつは人間が独立した個として存在する（＝自然の個々の現象がそれぞれの力を発揮している）ときで、私たちは自然をあくまでも外的対象、表象として受け入れている。このとき眼にする空間的時間的現象はいわゆる部分的有機体で、他との係り合いがあるからこそ、より鮮明で分かりやすい。もうひとつは、個別の現象よりも自然全体が優位にあり、原生命とでも言うべきものが強く感じられるばあい、たとえば『9通の書簡』で語られる次のような場面である。

君の内部には静かな敬虔の念が広がり、無限なる空間のなかにいて君は自分自身を失う。君の存在は静かな純化と浄化を感じ取り、君の自我は消滅する。君は無であり、神の

みがすべてなのだ。(BL29)

　ここで用いられる神という言葉は「無限なる存在」、「静かな、その内部においては形を変えることのない法則的な生命」、存在するものすべてと私たちの間に横たわる「永遠で至高の無限なる統一」(BL34)と言い換えることができる。自然のなかに永遠に変わらぬ法則を見ていたゲーテにとっても、受け入れ難いものではない。当時を回想してカールスは次のように述べているが、ここにはシェリングの自然哲学、同一哲学の影響が見られる。

あの時代シェリングが世界精神という概念で述べようとしたことがまさに本来の基本点であり、その周りをこの思考の繋がりが動いているのである。惑星の表面の偉大なる自然の中に「生き生きとした精神原理」を認識し、あるいは少なくともそれを予感したときに初めて、風景のあらゆる景観がより高次の、より力強い意味を獲得する。このとき私も初めて精神的な結びつきを理解し、感じとる。この結びつきこそがその秘密の力で、外面的な自然生命の動きや変化と、私たちの内部にある感情の動きを繋いでいるのである[39]。

　さらに、生成と消滅の循環である自然の個々の段階は、それに相応する心情を人間の内に呼び起こす。発展段階にあるものを眼にすると「向上、奮起、発展」の気持ち

---

[39] Carus, C. G.: *Lebenserinnerungen und Denkwürdigkeiten* I. S.181f.

がみなぎり、完成に達すると「真の内面の明晰さと平静さ」を感じ取る。衰退の段階に入ると「衰弱、衰退、憂鬱」という感情、崩壊に至っては「無感動、無感覚」だけが残る（BL46f）。カールスが風景画を、絵画のジャンルとして確かな地位を得るに値するものと見なすのは、まさにこのような自然の精神への働きかけからきている。したがって、彼にとっての風景画の課題とは、「心情のある状態（精神）を、それに相応する自然生命のある状態（真実）の模倣によって表現すること」（BL41）となる。

しかしカールスによれば、芸術は始まりから間もなくしてその頂点を極めるという運命を辿る。それは、ひとつの全体としての芸術の生物学的発展という理念からすれば、次の4段階になる。(1) 風景のさまざまな形象が予感され暗示された時期（ティツィアーノ［?-1576］やラファエロ［1483-1520］）。(2) 感覚的能力が発展していく「芸術の幼年期」（パウル・ブリル［1556-1626］の無邪気な描写）。(3)「再び戻ることのない最も美しい盛期（青春期）」（クロード・ロラン［1600-1682］とニコラ・プサン［1594-1665］、ロイスダール［1628-1682］やサルヴァドール・ローザ［1615-1673］）。(4)「芸術の壮年期」（ガスパール・プサン［1613/15-1675］、スワーネヴェルト［1600-1655］などのオランダ人）。芸術の壮年期に活動した人々は、先人たちのあまりにも優れた手本に惑わされて

異質の技法へと迷い込んでしまった（BL97）。彼らの作品には技術的向上は認められるものの、芸術というものが失われている。しかし、大人が子供に返ることができないように、芸術もまた壮年期から無垢の世界へと逆戻りはできない。とすれば、もはや風景画には、先人たちによって築かれた高みから下降していく道しか残されていないのであろうか。この解答を与えてくれたのが、ゲーテの詩であった。

　イギリス人化学者ハワード（1772-1824）は『雲の変容』（1803）において、長年の観察結果から、雲形を単純な変形（絹雲、積雲、層雲）、中間的な変形（絹積雲、絹層雲）、複合的な変形（積層運、絹層雲）に分類した。優れた研究に魅せられたゲーテは、当時、科学者の間で慣例となっていた履歴書交換を行い、論文『ハワードの雲形』（1820）を発表、その功績を詩「ハワードの雲の理論に寄せる三部作」としてまとめた[40]。三部作の最初の詩では、雲を含むすべてのものを眼で捉えなければならない（ゲーテにとって眼は世界を捉える器官）、しかしすべてのものを必ずしも正確に把握できるとは限らないと語られ、徹底した観察と研究、分離と統合の必要性が強調される。その後で、雲を分類し図示したハワードの功績が讃えられ、最後の詩では、画家や詩人にと

40）三部作とは「大気」、「ハワードの名誉を讃えて」、「心に留めること」。Goethe Werke, Hamburger Ausgabe Bd.1. S.349f. ゲーテはハワードの履歴書を自らドイツ語に翻訳し、雑誌『自然科学一般』（1823年）に掲載した。

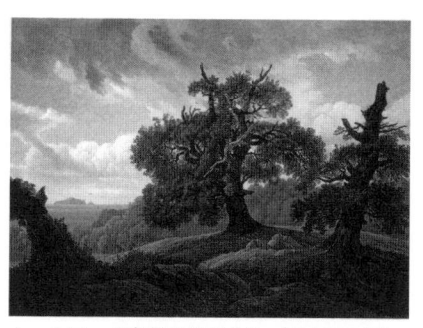

図9 C.G.カールス ≪海辺の樫の木≫（1834/35年）
ドレスデン、ノイエ・マイスター館所蔵

ってもハワードの雲の分類を熟知することは有益であると詠われる。

　カールスはこの詩を読み、新しい風景画への可能性を見出した。魂の無垢なる状態よりも理性が勝ってしまった時代において、この近代の制約を受けながら風景画を制作するには、自然科学的な研究態度が必要となる。画家たちは、観察から得られた結果全体の核心をなすものを見きわめ、それを芸術的な神格化のなかに再現しなければならない。これが、カールスの辿りついた「第二の、より高次の認識に基づく風景画」（BL121）（図9）である。この風景画は従来の「風景画 Landschaftsmalerei」ではなく、「大地の生命の像の芸術 Erdlebenbildkunst」という名称に置き換えられる（BL121）。この名称は明らかに発生論的方法論から導き出され、生命としての自然を念頭においてつけられたもので、カールスは、ここで「科学（学問）と芸術の結婚」がなされた[41]、と述べている。

6. 描くことの意味

　カールスが医学専攻を決めた年の夏に、人間の骨格のすべての部分と動物の骨格を模写したことはすでに述べたとおりであるが、彼はこの他にライプツィヒ周辺に生息する植物とキノコ類のほとんどすべてを描いたと記している。それは、単に描くことに対する楽しみからだけ行われたのではない。もちろん植物学や動物学においては、対象の形態を示すために絵図は必要不可欠である。しかし彼にとって模写は、なによりも形に対する感覚を養う最適な訓練であった。このことは、広範な分野の活動にも言えることである。たとえば医師が身体のさまざまな機能や作用を認識する最良の方法は、身体を解剖し、それを徹底的に観察し、克明に写し取ることである。

　彼は風景画論の中で、眼と手の作用について次のように強調しているが、ここに示された「自然」という言葉はさまざまに置き換えて読むことができる。そもそも眼は「不可思議で固有の自然を知覚し」、手は「魂の意思をすばやく軽やかに美しく表現する」（BL138）ように訓練されている。眼は「原生命によって規定された永遠の法則的な、きわめて意味深い自然の事物」をとらえ、さらに「この自然の事物の相違」（BL139）を認識しなければならない。認識したことを作家は言葉で、画家は形で、医師と専属絵画師は解剖図で表現する。

---
41) Carus, C. G.: *Lebenserinnerungen und Denkwürdigkeiten* I. S.181.

さらにカールス自身が実感したように、観察と模写を繰り返すうちに、やがて事物の形態の比率が記憶に刻みこまれていく。この段階にいたると、もはや事物を眼前にすることなく、想像力で事物の活発なメタモルフォーゼをも描出できるようになる[42]。換言すれば、この一連の行為は対象の本質に近づく作業であり、客観性を保持しつつ対象をさらに展開させるための手段でもある。それは、風景画論で語られる自然と一体となった状態にも通ずるものである。また、カールスが共感したゲーテの『植物のメタモルフォーゼ』や原植物、ハワードの雲についても同様の過程が必要だったのではないだろうか。

　カールスの自然観や後期のロマン主義的医学、および彼の思想の根底にある形態学的なものの見方や発生論的要素は、最近にわかに注目を集めている。しかしカールスの生涯の半ばを過ぎた頃から、時代の大きな流れのなかで、とりわけダーウィンの進化論などの自然科学における新しい学説により、カールスのような立場は、次第にその輝きを失っていった。カールスは1844年にイギリスとスコットランドを旅しているが、海の向こうではどのような展開がみられたのだろうか。

---

[42] Carus, C. G.: *Lebenserinnerungen und Denkwürdigkeiten* I. S.41f.

第3章　イギリスからの視座 —— *from England and Scotland*
表象としての「解剖図」

横山千晶

　第2章の主人公、ドレスデンのカール・グスタフ・カールスはロンドン訪問記の中で次のように述べている。「医学のすばらしさというのは、私たちに共通する人間性に、いかなる場所でも常に密接につながっているので、どこにいてもその場所にしっかり根づいているということだ」[43]。カールスはザクセン王の宮廷侍医となったのち、王に伴ってイタリアやイギリスを訪問するが、非常に克明な旅行記を残している。上の一言は、1844年にアウグストⅡ世に伴ってイングランドとスコットランドを訪れた際の記録のひとこまである。この言葉通り、彼の旅行記はドイツとイギリスの間の医学的な知識のやり取りの様子を、具体的に目の前に繰り広げてくれる。イングランドとスコットランドを訪問中カールスは、精力

---

[43] Carl Gustav Carus, *The King of Saxony's Journey through England and Scotland in the Year 1844*, translated by S. C. Davison (London: Chapman and Hall, 1846), p. 70.

的に当時活躍していた現地の医者や解剖学者と意見交換を行い、病院を視察し、スコットランドのハンタリアン・ミュージアムやイングランドの解剖学者、ウィリアム・クラーク（1788-1869）が中心となって建設した比較解剖学博物館を訪れ、詳細な記録をつけている。18世紀後半以降の医学の歴史は専門領域により分断化されていくと同時に、その分断されたもののネットワークが速やかに進んでいく過程でもあった。そしてこのような技術の発達は、今までの章の中でも明らかなように国境を越えた影響の中で果たされていったのである。

しかしときにイギリスの視点と研究に注目し、ときに比較解剖学者の視点からイギリスの議論を批判するカールスのエピソードは、彼が語る「私たちに共通する人間性」を伝えながらも、医学と科学を中心とする文化的な視点の違いを提示してくれる。それはたとえば医学教育のシステム上の違いであったり[44]、科学的な概念の違いであったりする[45]。

身体をめぐる科学としての医学は客観性を第一としながらも、各文化の固有性をよりはっきりと物語るフィールドである。つまり、身体とは風景と同じくその国と文化の表象であり、精神性を背負ったものでもある。科学

---

44) カールスは、イングランドの解剖学専門学校では、学生たちは医者になる者もいれば薬剤師になる者もおり、しかも薬剤師でありながら、医学的な行為を行うものがいると述べている。この専門領域の横断をカールスはイングランド特有の自由の表れとしている。同上、p.111を参照のこと。

もその枠組みから逃れることができない限り、身体の表象もまた、文化的な表現となる。ここでは今までの章から舞台をイギリスに移して医学的な図版の表象をさらに追ってみたいと思う。また未曾有の科学的な発達は、ゲーテやカールス自身が体現したように絵画のみならず、文学などさまざまな芸術言語に影響を与えざるを得ない。文学表象の中での描かれる医学的な身体にはどのようなものがあったのか。イギリスの視点から垣間見ることにしよう。

1. 身体を描くということ——美術と医学の濃密な関係

　1768年にイギリスのロイヤル・アカデミーの初代院長となったサー・ジョシュア・レノルズ（1723–92）は、その『ロイヤル・アカデミー講演集』（1769–1790）の中で、芸術表現における美しさの法則を説いた。美は単に黄金分割のように比率の問題だけではなく、主題、表現の中に込められる道徳的な意味合いなどの総合的な法則に基づいている。風景画の伝統が「風景」そのものの概

---

45) カールスが強調するのは「自然哲学」という概念がさすものの違いである。（同上、pp.35–36を参照のこと。）ニュートン力学の伝統を引いて、数学と物理学の色合いが強いイングランドのnatural scienceの概念に対し、カールスが説く*Naturphilosophie*とは、より自由な探究心とロマン主義的な精神性の向上を伴ったものである。カールスはイングランドの科学における精神性を伴った探究心の欠如を指摘しており、興味深い。本書の第2章を参照のこと。本章でのちに述べるメアリ・シェリーが『フランケンシュタイン』の中で言及する自然哲学はこのドイツの考え方である。当時のイギリスとドイツでの自然哲学の考え方の違いを考えると、メアリ・シェリーがわざわざフランケンシュタインの教育の場所としてインゴールシュタットという場所を選んだことは注目に値する。

念の議論とともに18世紀以降確立されていく一方で、合理主義に基づいた、描かれる美に関するレノルズの教えは新古典主義の流れの中で力を持ち続けた。そしてレノルズの説く理想美の中心におかれたもののひとつは、ルネサンス期の芸術家が追い求めた美しい身体美であった。

　この考え方は当時の解剖学の歴史と歩を共にする。一方で美しい身体が健全な精神と時代（そして強大な国力）の象徴となることでその個別性を失うと同時に（だからこそ、ヌードの芸術化も可能となる）解剖学という科学は肉体を再創造する技術（アート）でもある。その意味で医学と芸術の関係は濃密である。

　医学というアートの中で重要な役割を果たしたのが、たとえば医学生の教育のみならず一般人の娯楽にも供された蝋製の人体模型であり、また「解剖図」であった。その解剖図の中でもまた、身体の個別性は姿を消す。そして帷子のベールでいったん包むことで匿名化したものを、あらためてベールを剥いで対象として凝視することを可能にする。本書の他章で描かれたように、それは「観る」ための技術だった。いわば身体はひとつの風景であり、その中の要素は美術を鑑賞するように、見つめられるのである。絵画の中で個別の要素のシンボリズムが大きな意味を持つように、身体はひとつの地図や地形として全体が捉えられ、その上でふたたび要素へと還元されていく。

　第1章で紹介されたように18世紀はそれまで女性

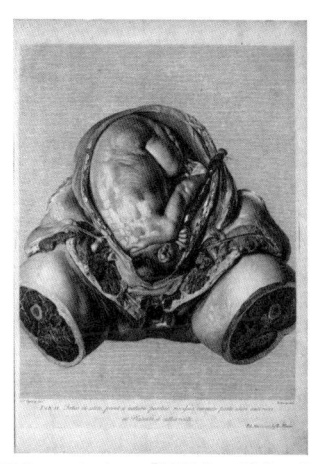

図10　ウィリアム・ハンター『妊娠中の子宮の解剖』（1774年）より

のみで営まれていた「産む」という行為に初めて産婦人科医として男性が介入してきた時代である。産科学の祖といわれるスコットランド人ウィリアム・スメリ（1697-1763）は第1章で述べられるように、ドイツ人医師ローダーがイギリス滞在中に師とした外科医ウィリアム・ハンターの師であったが、ハンターの解剖図にかける情熱はもともとスメリから引き継いだものでもある。スメリの『助産実践解剖図版集』（1754）を見た者は、先ずその図版の精巧さに圧倒されるだろう。その数多くの銅版画はオランダ人のヤン・ファン・リムダイクが原画を描いている。リムダイクはウィリアム・ハンターによる『妊娠中の子宮の解剖』（1774年）の図版（図10）のほとんどを手がけているが、スメリの原画もハン

ターの原画も赤茶色のチョークで描かれており、切断された身体を物質化しつつもそこに「血」を通わせている。

スメリの解剖図版集のフル・タイトル、『このテーマに関しての論考とさまざまな症例を図説することを目的とした、解説、および［著者による先行本の］要約を付した助産の実践における解剖図版集』が示すようにスメリの本もハンターの本も、産婦人科の教科書として上梓された。ここでの解剖図は生きている肉体の隠された内部を示す以上に、女性の身体という不可侵の領域に踏み込む男性医師の目であった。しかし双方の図書のサイズといい、その画質といい、スメリとハンターが目指したものは単なる医学書ではない。ここで解剖学者が目指したものは芸術書である。ハンターの『妊娠中の子宮の解剖』は美装本の作成で知られるバーミンガムのジョン・バスカヴィルによって出版された豪華本だった。今までの章で明らかなように、医学の世界ではすぐれた素描画家の存在が不可欠であった。

同時に解剖学的に身体とその美を追求するルネサンス的なこの視点は、18世紀以降の芸術の特徴でもあった。たとえば馬の筋肉美を解剖学的に解明し、その成果をキャンバスに反映させたことで有名なジョージ・スタッブス（1724-1806）は、その油絵と同じくらい馬の解剖図集（『馬の解剖学』、1766年）で有名である（図11）。

美術の世界でも美の追求に際してはやはり専門家とのタイアップが必要となる。フランスの美術アカデミーを

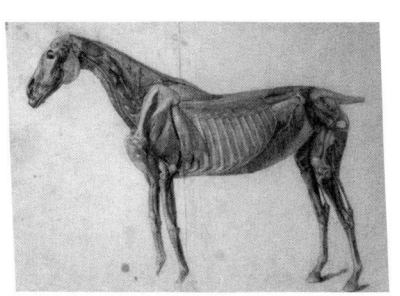

図11 ジョージ・スタッブズ≪馬の解剖図≫（1766年）

モデルとして1768年にイギリスにロイヤル・アカデミーが設立された時、美術のみならず幾何学、解剖学、建築学の教授も選出され、アカデミーの教育に当たることになった。そして解剖学の教授に選出されたのはウィリアム・ハンターであった。アカデミーにおける解剖学の講義は、実例を用いて行われる専門的な内容であったという。またアカデミーに入るための課題にも注目しなくてはならない。入学希望者は色チョークによる古代の美術作品の描画、解剖図の描画、そして骨格の描画を評議会に提出することが求められていた。これらの描画が認められれば志願者は見習い生として登録される。つまり解剖図は骨格図と並んですでに美術の世界に入るための必要条件であった[46]。とすると、未来の芸術家の卵が頼った教科書もまた、医学の解剖図であったというわけだ。

初代院長のジョシュア・レノルズが理想美について講

---
46) スチュアート・マクドナルド『美術教育の歴史と哲学』、中山修一・織田芳人訳（東京：玉川大学出版部、1990年）、pp.34–35.

義する以下の言葉に耳を傾けると、この「解剖学的」な視点の重要性はますます明らかになる。

> 人体[における美の思想]においては「ヘラクレス」はひとつの例であり、また「剣闘士」や「アポロン」もまたそれぞれひとつであり、非常に多くの異なった美の思想を提供してくれる。
> 　これらは確かに個々に完璧であるが、それぞれに異なった性質と比率を持っている。(中略) 人間の体の完璧を極めた形は、それらの個別のもののいずれにも見出されはしない。「ヘラクレス」にも、「剣闘士」にも「アポロン」にも見出せない。それらすべてから取り出された、しかも「剣闘士」の動きと「アポロン」の繊細さと「ヘラクレス」のたくましさとを等しく持ち合わせた形態の中に見出されるのである。というのも、種の完全なる美とは、その種の中の美しい特質すべてを組み合わせたものでなくてはならないからである[47]。

レノルズがこの教えを補強するために持ち出すのはまさに「我々の解剖学教授」(つまりハンター) の教えである。形態の美しさを知るために必要な手立ては、「ありのままの形態 (the real form of nature)」を知ることで

---

47) Sir Joshua Reynolds, "Discourse III", in *The Works of Sir Joshua Reynolds,* ed. by Edmond Malone, 2 vols (London: Printed for T. Cadell, Jun. and W. Davies, 1797; repr. Hidesheim and New York: Georg Olms Verlag, 1971), I, 42–43.

ある。同時にその形態が解剖学的に見た自然な動きとどう連動しているのかを捉えることが必要となる[48]。

美術の中での解剖学の立ち位置が浮き彫りにされるこれらの言動から、レノルズとロイヤル・アカデミー、そしてそこでの芸術家たちとの関係と交流はそのままハンターの解剖図にも反映されていたことも推測される。つまり、静止画でありながら、それはまさに「産み出す」という身体と動きの連動性の絵画であり、同時に鑑賞に値する芸術ともなりえたという事実である。

2.「産む」ことと産婦人科学

1764年、ウィリアム・ハンターは、ヴィクトリア女王の祖母に当たるメトレンブルグ=シュトレリッツ公子カール・ルードヴィヒの娘、シャーロット妃の主治医になる。問診を主軸とした内科医が中心を担っていたそれまでの医学の世界の中に、外科が地位を確立してきたのである。1739年にロンドンで開業したスコットランド人のスメリが、助産婦中心の産むという行為の中に「助産夫（man-midwife）」として道を切り開くために強調した点はマナーだった。『助産実践解剖図版集』の前に出版した教本、『助産術の理論と実践』（1752-64）の中で説かれるのは、医学全般の浩瀚な知識のみならず、女性の顧客の信頼を勝ち取るための礼儀作法であり、「人間性だけ

---
48) Ibid., 43–44.

でなく、生来の賢明さ、決断力、思慮分別」である[49]。

　当時、産科学という科学は見えないものを可視化する身体の解釈術であった。フランスでは19世紀初頭にはすでに妊婦の身体に表面的に触れるのみならず体内触診が産科学に取り入れられたが、イギリスでの普及は難しかったようである。とはいえ、スメリもハンターも、お産に鉗子を導入したことで、フェミニズムのコンテクストの中での悪名をも確立している。もともとは16世紀末にロンドンで生まれたとされる鉗子だが、スメリはこの初期の鉗子にさらに改良を加えたものを発明した。確かにスメリの『助産実践解剖図版集』（図12）の中では鉗子使用例がふんだんに紹介されており、このおそろしい器具を直接女性の身体に、しかも非常にセンシティブな部分に侵入させるという行為は大きな物議をかもした。

　しかし、19世紀のドイツの同じような鉗子使用例図（図13）と比較してみると、スメリのこれらの図版はいずれも異常分娩に際して鉗子をどのように使用するか、という点を強調していることがわかる。そのため視点は胎児に向けられることになり、母体は徹底して単なる部分となる。異常分娩に際して最終的に母体の命か胎児の命の二者択一を迫られたとき、命あるうちの洗礼を重んじるフランスとは異なり、イングランドでは母体を選んだ。スメリが取った鉗子による胎児の引きずり降ろしや

---

[49] William Smellie, *A Treatise on the Theory and Practice of Midwifery*, Vol.I, 4th edn (London: Printed for D. Wilson and T. Durham, 1762), p.441.

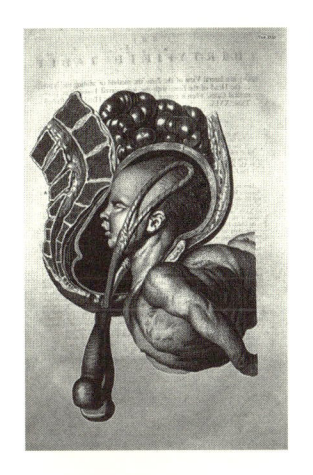

図12 ウィリアム・スメリ『助産実践解剖図版集』(1754年)より（慶應義塾図書館所蔵）

異常分娩（この場合は逆子の例）に際してスメリは子どもの命を救い、かつ母体を傷つけないタイミングと角度を強調している。

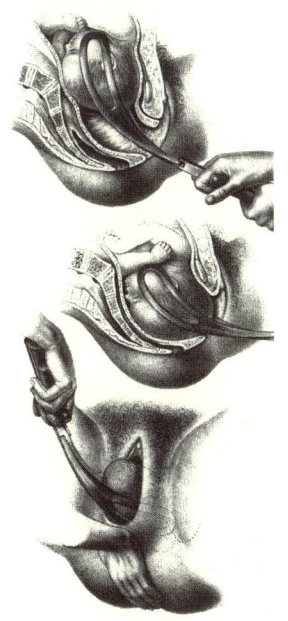

図13 D. W. H. ブッシュ『産科図譜』(1841年) より

19世紀のドイツの産婦人科教本からの図版。スメリの図版と同じく、鉗子の使い方を図解したもの。スメリの場合と比べ、実物よりも大きく描かれる母体の存在感に注目したい。

胎児の頭蓋骨の切開は、一枚の図版としてみたときは非常にむごい行為ではあるが、いずれもその図版の中ではただの骨格としてしか描かれない母体を守るための処置であった[50]。とはいえスメリやハンターの時代には鉗子の使用は困難な分娩を短時間で終わらせる力を持っていたものの、母体にとっても致命的なものでもあった。少なくともイギリスでは鉗子は一般に思われているほど使われていたわけではないし、スメリもハンター同様、自然分娩擁護者であった。幸いなことに鉗子分娩による死亡率は19世紀の間に急激に減少していっている[51]。

「産む」ことの科学は女性の身体に文字通り密接に関わる限り、常に道徳と冒涜の境界上の綱渡りを強いられた。同時に医学とはあくまでその文化が生み出すものであったとすれば、母体を守るという18世紀当時のイギリス的な範例は未来への再生産を可能にすることを基礎としていた。ここで「産む」という行為の重要性があらためて強調される。18世紀以降列強の海外進出が明らかになり、やがて19世紀の帝国主義へとつながっていく

---

50) 18世紀〜19世紀の産婦人科の教科書における図版の表象と、それらの受容と解釈については、以下の拙論を参照のこと。横山千晶「見られる身体・診られる身体——解剖と女性の図像学」、石塚久郎・鈴木晃仁編『身体医文化論——感覚と欲望』(東京：慶應義塾大学出版会、2002年)、第5章 (147–87頁)。
51) エドワード・ショーター『女の体の歴史』、池上千寿子・太田英樹訳(東京：勁草書房、1992年)、99頁。ちなみに昨今鉗子による分娩術が吸引分娩、帝王切開と同じく急速遂娩術のひとつとして見直されているという報告もあることは興味深い。生田明子、堀越順彦、神崎秀陽「母体の臨床成績から見た鉗子分娩術の評価」、『産婦人科の進歩』53巻 (2号)、110–14、(近畿産婦人科学会、2001年) を参照のこと。

文脈の中で、国力とはすなわちその人的資源とする考え方が速やかに進行していた。産科学は病を治すのではなく、正しく強く健やかに産むというより積極的な行為を伴う科学として捉えられていく。そしてその大義名分のもと、今までの産婆文化とは一線を画していくのである。

　先達の努力を土台にスメリの弟子、同じグラスゴー出身のハンターが医学の門に入ったときには外科医は、そして産婦人科医は一定の地位を確立していたといえる。そして18世紀の終わりにイギリスが他国に先駆け産業革命を成し遂げ、1837年、18歳の若きヴィクトリア女王（1819–1901、在位1837–1901）を君主に迎えたとき、医学の世界は大きな進歩を遂げるとともに外科の地位はますます重要なものとなっていく。人口の集中と同時に感染症が流行り、労働者階級の層の厚みとともに劣悪な生活環境と労働環境、および食品公害が人々を蝕み、さまざまな内部疾患が起こる。また動力としての石炭採掘がもたらした事故や機械の誤作動による大怪我が日常茶飯事となっただけではない。19世紀半ばにはますます殺傷力を強めた武器による戦争が始まることになる。

　そんな中、ヴィクトリア女王がイングランドの外科学会に勅許を与えたのは1843年のことであった。

3.「幸福な家庭」という表象とサブテキスト

　「産む」という行為が先ほど述べたような「強い国民」の構築へとつながるとすれば、そこにヴィクトリア

女王とアルバートがもたらしたいまひとつの価値(バリュー)に触れておかねばならない。すなわち「家族」という単位と価値の出現である。ヴィクトリアは母方の伯父ザクセン＝コーブルグ＝ゴータ公エルンストⅠ世の次男、自分にとってはいとこのアルベルト（英語ではアルバート、1819-1861）と1840年に恋愛結婚した。政略結婚が一般的であった中でこれは異例であった。その後ヴィクトリアとアルバートは二人三脚でさまざまな価値観を構築していく。そのひとつが「家庭」への視線である。ドイツ生まれのアルベルトがイギリスの支配階級になかなか受け入れられなかった一方で、ヴィクトリア夫妻は当時台頭してきた中流階級の心を掴むことに見事に成功した。つまり「国民の王室」という訴求力である。その際鍵となった価値観のひとつが「家庭」であった。アルバートがツリーを飾って祝うドイツ流のクリスマスの催事を国民の行事にしたことはそのひとつの表れである。ヴィクトリアとアルバートは「幸福な家庭」をイギリスの象徴とし、相思相愛の夫婦として4男5女をもうけた。

　ヴィクトリア女王は「正しく産む」という女性に課せられた義務を、国の母として身を持って体現していたといえる。しかしこの義務は同時に絶え間ない精神的な苦痛ともなりえる。女王の一家を描いた家族団欒（図14）の裏に隠されているのは、ヴィクトリアが相次ぐお産を経験し、そのたびにアルバートの支えを必要としたという現実である。ヴィクトリアはお産の恐怖とつら

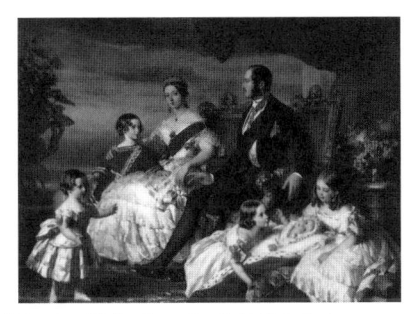

図14　フランツ・ザビエル・ヴィンテルハルター
≪ヴィクトリア女王、アルバート王子と子供たち≫（1846年）
（ロイヤル・コレクション所蔵）

さを当時の女性たちと共有していた。

　20世紀になっても妊娠するということは、死と隣り合わせを意味していた。しかも今自分の体の中で起こっていることを妊婦は見ることもできない。自分の一部でありながらすでに異なる存在である胎内の命を、女性たちは現代よりもずっと畏敬と恐怖の念を持って自分の中に抱えていくしかなかったことは、お産を神秘的なものに仕立て上げつつも、恐怖に変えうる。産褥熱、合併症、難産を誘発する不自然な胎位。そしてなんといってもあの恐ろしい陣痛。エドワード・ショーターの『女の体の歴史』によると、19世紀のお産は現代よりも時間がかかり、その3分の1は20時間以上、そして48時間以上もそう珍しくはなかったようである[52]。このような痛みへの恐怖は妊婦その人からだけではなく、周りでお産の

52）ショーター、86頁。

光景を見たものを通してさらに悲惨なものとして記録されていく。しかも禁欲以外に効率的な避妊法は、19世紀当時なかった。幸福な家庭の表象に隠されて語られないものがここにある。

この恐怖に率先して終止符を打ったのは女王本人である。8番目の子供である4男のレオポルド・ジョージ・ダンカン・アルバート王子のお産に際して、ヴィクトリアは医師、ジョン・スノウ（1813-58）の処方により、クロロフォルム麻酔による無痛分娩を行った。1853年4月のことである。クロロフォルムが最初に外科手術に適応されたのは1847年のことである。スノウは4000人にクロロフォルムを投与し、死亡はたったの一例であったという。スノウはクロロフォルムを高濃度で用いると心不全を起こすことを知っていた。そこで少量のクロロフォルムをハンカチに浸して間欠的に用いる方法をとった。女王はこの処方に非常に満足し、のち、1857年にヴィクトリアは最後の子、ベアトリス王女を産むときにも、スノウにより麻酔を処方してもらっている。ヴィクトリアが最初にクロロフォルムによる無痛分娩を行った同じ1853年の10月には、スノウはカンタベリー大司教の娘の出産にもクロロフォルムを用いた。女王と大司教のお墨付きをもらった麻酔は宗教的な反対をも押し切って認められることになった[53]。

---

53) G. B. Rushman, N. J. H. Davies, R. S. Atkinson『麻酔の歴史——150年の軌跡』改訂第2版、松木明知監訳（東京：克誠堂、1999年）、150頁。

ヴィクトリア女王が「産みの苦しみ」という女性の義務を放棄したきっかけはアルバートとの関係にあったと思われる。幸せな家庭という表面上の装いとは裏腹に、妊娠は常にヴィクトリアをいらだたせ、アルバートの忍耐力を試した。アルバートはあくまで女王の付き添い、そして外国人である自分の役割を認識し、妊娠のたびに精神不安定に陥るヴィクトリアを支え続けたのである。
　家庭内の緊張は家庭外、つまり国家に持ち越される。1851年の第1回万国博覧会は運営委員長にアルバートを迎えてその企画が始まった。世界初の万国博覧会として、外国人であるアルバートこそが運営を担うはまり役であったはずである。しかし企画は困難を極めた。開催の場所、そして会場となる建物のデザインに始まり、あらゆる観点で酷いまでの「アルバート叩き」が展開された。しかし庭師ジョセフ・パクストンの機転により巨大な温室がデザインとして採用され、「クリスタル・パレス」という建築史上に残る建物が会場となり、メディアもいっせいにこの祭典を盛り上げていく。結果として大成功を収めた万国博覧会により、アルバートの国民人気は押しも押されぬものとなった。
　その後、1853年、ヴィクトリアがいち早く麻酔をお産に導入したことは、まさに時宜を得ていた。このクロロフォルムによる無痛分娩は、ヴィクトリア女王自身の意思ともアルバートの勧めによる、ともいわれている[54]。おそらく双方の決断だったのだろう。いずれにせよ、こ

のふたりの決断は家庭のあり方のモデルを提供し、子宝に恵まれた平和な家族というイメージを、植民地を擁する帝国に重ね合わせて提示するために大きく寄与しただけでなく、大勢の女性の恐怖心を和らげたはずである。同時にこのふたりの決断の裏には、やはりドイツとのつながりがあったと思われる。実はドイツではイェーナ大学産院のエドゥアルト・アーノルド・マルティン（1809-1875）が1848年にすでにクロロフォルム麻酔を産婦に使用していた[55]。国内でのクロロフォルム麻酔の外科手術への使用のみならず、ドイツでの分娩への応用の情報はヴィクトリアとアルバートの耳に届いていたのではないだろうか。

この女王の無痛分娩を機にイングランド国教会はお産への麻酔の使用を認めた。生みの苦しみは女性にとって当然の義務と思われていた当時、その現実の恐怖が払拭されたことの意味は大きい。女王一家の団欒の表象に始まり、当時の絵画のお気に入りのテーマともなった「家庭の天使」としての女性の微笑みの裏には、いまひとつの物語がある。

---

54) A. J. Youngson, *The Scientific Revolution in Victorian Medicine* (London: Croom Helm, 1979), p.122. 本書では当時のクロロフォルムの受容についても1章を割いて詳しく論じている。
55) *Biographisches Lexikon der hervorragenden Ärzte aller Zeiten und Völker*. Hrsg. v. August Hirsch. Wien/Leipzig: Urban & Schwarzenberg, 1886. Bd.4, S.145. マルティンの報告は *Ueber Anaesthesie bei Geburten insb. durch Chloroformdämpfe* (Jena 1848).

4. 物から身体へ、身体から物へ——フランケンシュタインの被造物

　医学の発達が視覚芸術に影響を与えたのだとすれば、その影響は言語による表象の上にも現れないわけが無い。ゲーテが1773年に書いた「プロメテウスの歌」に代表されるように、ギリシャ神話の神、プロメテウスは人体創造のインスピレーションとなった。もともと生命の無い土くれをこねながら人間を作り上げたプロメテウスは、人間に「火」を与えることでゼウスから罰せられる。このプロメテウス神話に魅了されたのがゲーテであり、イギリスで「鎖を解かれたプロメテウス」（1820年ごろ）を書いた詩人のパーシー・ビッシュ・シェリー（1792-1822）であり、そしてそのシェリーの妻のメアリである。

　おそらくこれらの数々のプロメテウス物語の中で、後世最も一般に知られることとなり、プロメテウス神話さながらさまざまな物語のインスピレーションとなったがこのメアリ・シェリー（1797-1851）という18歳の女性の想像によって生み出された作品、『フランケンシュタイン、もしくは現代のプロメテウス』（1818年、出版当時のメアリは21歳）であろう。

　この現代のプロメテウス、スイス人の医学生ヴィクター・フランケンシュタインは、19歳のときにドイツのインゴールシュタットで自然哲学（現代の自然科学）を学ぶ。フランケンシュタインが学んだ科学の概念は、カールスをも含むドイツのロマン派的な自然科学の概念だ

ったということになる。やがて最愛の母を失った後、命の意味を突き止めようとするこの若き医学生は、悲劇を生む実験に没頭するようになる。墓場の死体から部分を取り出し、火ではなく当時同じく科学の分野での大きなテーマであった電気（ガルバーニ電気現象）によって命を再生しようとしたのである。使われたのは雷電である。

このようにメアリ・シェリーがヨーロッパ全般の当時の科学の動きに精通しており、それらの知識がこの作品の中にくまなく活かされていることは、今までの研究で明らかにされている[56]。当時の生命科学にとって人体の創造は決して絵空事のことではなかった。

こうして生み出された被造物のイメージは、ボリス・カーロフが被造物を演じるハリウッド映画（1931年）のイメージにすっかり上塗りされてしまい、原作からは程遠いものとなってしまっているが、本来19世紀のプロメテウス、フランケンシュタインが生み出そうとしたものは、理想美に基づいた創造物である。現代のCGによるバーチャル・キャラクターよろしく、その創造物は人間の美しいパーツを寄せ集めてできる新しい人類となるはずだった。

---

[56] ここでは代表的な研究として、以下の2冊を紹介したい。Samuel Holmes Vasbinder, *Scientific Attitudes in Mary Shelley's Frankenstein* (Ann Arbor, Michigan: UMI Research Press, 1976); Christa Knellwolf and Jane Goodall, eds, *Frankenstein's Science: Experimentation and Discovery in Romantic Culture, 1780–1830* (Aldershot and Burlington, Vermont: Ashgate, 2008).

彼の四肢は均整が取れ、私はその身体の造作ひとつひとつを美しいものとして選んだのでした。美しいものとして！ああ、なんたること！ 黄色い皮膚はその下の筋肉や動脈の動きをほとんど隠さず、その髪は黒く艶やかに流れるよう、歯の白さは真珠さながら。しかしそんな華麗さは、はめ込まれた白みがかった茶色の眼窩とほとんど同じ色に見えるうるんだ瞳、しわくしゃの顔、一文字に結ばれた黒い唇、といったおぞましさを一層際立たせるのでした[57]。

以前引用したジョシュア・レノルズの「完璧を極めた形」をほうふつとさせるこのヴィクターの言葉は、一方でレノルズが絵画における理想美を目指したのに対し、科学の力でこの理想美を現実のものにしようとしたといえなくもない。しかし彼の呻吟が表すように、生み出されたものは世にも恐ろしい怪物（monster）であった。部分的な美を打ち消して余りある恐怖心、そこから沸き起こる拒否反応、統合的な身体の否定はどこから来るのであろうか。おそらくそれはいったん物と化した人間のパーツは、美術の世界とは異なり統合され新しい生命となることはできないという意識であろう。スメリやハンターがその解剖図の中で、注意深く、かつ徹底して母体の人間性を打ち消して物質化したように、解剖される身体はもはや人間とはみなされない。その意味でメアリ・

---

[57] Mary Wollstonecraft Shelley, *Frankenstein, or, The Modern Prometheus: The 1818 Text*, ed.by Marilyn Butler (London: William Pickering, 1993), p.38.

シェリーの『フランケンシュタイン』はレノルズのルール化された美に否を唱えているともいえる。

こうして徹底的に人間性を否定された被造物（creature）は、自分に望みもしない命を与えた創造者への復讐心を糧として生きていく。しかし、ひとり歩きするイメージの中に埋没されてしまいがちな事実は、この創造物の持つ純粋な精神である。自然の美に感動する心を持ち、他の命を犠牲にする肉食を好まないこの創造物（メアリの夫シェリーも菜食主義者だった）が焦がれるのは、愛し愛されることである。しかし他者に対して注がれるその愛が報いられることはない。ヴィクターをはじめとし、村人たち、そして一瞬の交流を培えたはずのフランスのド・ラセー一家、溺れる少女を救ったにもかかわらずその父親にさえも怪物は迫害され、その人間性を否定される。それでもなお、彼は愛されること、そしてその愛に応えることを求め続けるのである。ヴィクターと初めて対峙した怪物は、人間の前から姿を消すことと引き換えに、自分のパートナーとなる人造女性の創造を依頼する。（ヴィクターがそのための場所として選んだのが、スメリやハンター兄弟を産んだスコットランドであることも興味深い。）この申し出を受けてさっそく再創造を開始したフランケンシュタインが最終的にその実験を放棄するきっかけはまさに「産む」ことである。もしもこの女性被造物が最初の怪物を拒否したら、そしてそれ以上にこの新しい創造物が増殖したら……。愛情

の拒否と増殖の恐怖の前にヴィクターは怪物の申し出を棄却する。この最終的な約束の放棄に憤った怪物が、フランケンシュタインの幼馴染であり最愛の妻エリザベスの命を奪った結果、フランケンシュタインと怪物の関係は追われる―追う関係から逆転し、追う―追われる関係となる。最終的に、読者はフランケンシュタインと彼の創造物の同一化、一体化を目の当たりにするのである。

5. 解剖図としての『フランケンシュタイン』

この物語の醍醐味は、その語りの入れ子構造さながら、さまざまな解釈を可能とする重層性であろう。いったい誰が正常であり、誰が異常なのか。何が人間という生き物を規定するのか。人格とは何か。人を育てるのは何か。19世紀に一般に信じられていた、人間の精神と道徳性は外観に現れるとする観相学的な解釈はメアリ・シェリーの作り出した表象の中で見事に打ち砕かれ、21世紀に至るまでさまざまな問いを読者に投げかける[58]。

この作品が弱冠18歳の女性によって考え出されたことは、不思議ではない。当時の科学の発達は専門家以外の一般の人々にも身近なものとなっていたし、女性の持つ「産む」ことへの恐怖はすでにいくつかの研

---

[58] フランケンシュタインの多様な解釈の紹介とこの重層性を読み解く入門書として、久守和子・中川僚子編著『シリーズ もっと知りたい名作の世界⑦ フランケンシュタイン』(京都：ミネルヴァ書房、2006年)がおすすめである。もちろん当時の出産事情を背景にしてこの作品を出産神話として読み解く解釈も本書で紹介されている。

究で明らかにされるようにこの小説の大きなテーマなのである。実際にメアリの母であり、男女平等を唱えた先駆的な社会思想家、メアリ・ウルストンクラフト（1759-1797）自身、メアリを産み落としたあとに産褥熱で命を落としている。そしてメアリ自身もこの作品を世に送り出した後、次々とシェリーとの間の子供を失っていくことになる。彼女は母を殺し、自分の子供の命も奪われていくという運命にあった。一方で産み育て、幸せな家庭の表象が蔓延する中で、フランケンシュタインの創造物も単純な表象となることをかたくなに拒むことで描くことが不可能な恐怖を物語っているのである。

　この作品が世に出されるまでの過程もまた、ひとつの「産む」行為として捉えられるが、最後に注目したいのは、物語の中の今ひとりの女性である。小説中、この物語を世に出したのもまた女性であるという事実はあまり注目されることがない。北極を目指す遠征隊の船長、ロバート・ウォルトンがイギリスにいる姉にしたためた手紙が、その大きな物語の枠組みである。となると、この物語を世に出したのはおそらくその手紙の持ち主である姉自身ということになる。もちろんこの姉自身は自らなにもものがたりはしない。この複雑な入れ子構造をとるゴシック小説の中で、真の物語の生みの親は、解剖図の主人公でありつつ、その外枠にしか過ぎない女性そのものということになる[59]。しかもこの姉の死後に見つかった手紙からこの物語が構成されているのだとすれば……。

実は『フランケンシュタイン』の物語そのものが、ある女性の解剖図と読むこともできるのだろう。

---

59) ウォルトンの姉の名前、マーガレット・サヴィルの頭文字M・Sはそのままメアリ・シェリーの頭文字と重なる、とはよく指摘されることである。となるとはからずもメアリはここでヴィクターとその創造物を身ごもった自分自身を産褥台の上に載せていると取れなくもない。

あとがき

　著者3名の共同研究からできあがったささやかな本書を、桜の季節に送り出します。新しい研究内容を扱いながらも、学術論文とは違う、読者に予備知識がなくても読みやすい文体と流れを心がけました。統一性に欠けた、堅い文体の初稿を辛抱強く読み、厳しく有益なご批判を下さった教養研究センター所長・不破有理先生をはじめ、選書選定委員会の先生方に心からお礼申し上げます。

　推敲作業はきつかったけれど、英仏間のクロロフォルム麻酔の導入比較やロマン派の画家カールスがイギリス・スコットランド旅行で見学した医学関連施設のことなど、共同研究ならではの活発な情報交換ができたのは予期せぬ収穫でした。出版が決まってからも、解剖、メス、鉗子といった怖い響きを持つ単語が頻出する本のため、敬遠されず、興味を持ってお手にとってもらえるようなタイトルを見つけるまで、一苦労がありました。慶應義塾大学出版会の編集者・渡邉絵里子さんの適切なアドバイスとご尽力に深くお礼申し上げます。そして小さな表紙の限られた面に、込み入った内容を象徴する装丁を手がけて下さった原田潤さんにも感謝致します。

　個人的なことで恐縮ですが、本書は私が慶應義塾大学

商学部専任教員として最後に手がけた作品となります。私の勝手な思い入れゆえ、共同執筆者である横山千晶さん、眞岩啓子さんにはずいぶんご迷惑をかけました。どうかお赦し下さい。ゲーテの師ローダーがイェーナ大学を去るにあたって上梓した解剖学の大作にははるかに及びませんが、日吉・教養研究センターを通して沢山の方と知り合い、多くの貴重な経験と機会を与えていただいたことへの精一杯の感謝をこめました。小さい姿ですが、新しい情報満載で、刺激たっぷりの本書をひとりでも多くの方に読んでいただければ幸いです。皆様、本当にありがとうございました。

　珍しく雪の多い冬でしたが、日吉の「来往舎」前の桜も、だいぶ芽が膨らんできました。もうすぐ春、どんな門出にもほんの少し不安が混じるものですが、それも新しい出会いのため。いろいろな人に助けられて生まれたこの本が、読者の手にふんわり優しく受けとめてもらえますように。

名残の雪が降った翌日に
2012年3月1日
石原あえか

＊本書は2010年度から開始した文科省科学研究費基盤研究（C）の共同研究「近代ドイツと日本の医学交流　産科医・女医の誕生・伝染病予防をめぐって」による研究2年目の成果の一部である。

文献案内

第1章

i. 一次文献

Goethe, Johann Wolfgang: *Sämtliche Werke nach Epochen seines Schaffens. Münchner Ausgabe* [MA]. Hrsg. v. Karl Richter in Zusammenarbeit mit H. G. Göpfert, N. Miller, G. Sauder und E. Zehm. 20 Bde. in 32 Teilbänden und 1 Registerband. München 1982–1998.

Loder, Justus Christian: *Tabulae anatomicae*. Ad illvstrandam hvmani corporis fabricam collegit et cvravit Ivstvs Christianvs Loder. Weimar 1794–1803.

Magazijn van ontleedkunde, of Volledige verzameling van ontleedkundige afbeeldingen van het menschelijk ligchaam, naar teekeningen der voornaamste geleerden in dat vak, als Rosenmüller, Loder, Karel, Bell, Gordon Bock enz. / met eene uitvoerige verklaring van, Th. Richter; vertaald en hier en daar verm. door S. J. Galama（原著名：*Pfennig-Encyklopädie der Anatomie*）Amsterdam 1839.
（＊慶應義塾大学三田メディアセンター所蔵）

Maisak, Petra: *Johann Wolfgang Goethe. Zeichnungen*. Stuttgart 1996.
（＊ゲーテの絵画集）

Tiedemann, Friderici: *Tabulae arteriarum corporis humani = Abbildungen der Pulsadern des menschlichen Körpers*. Carlsruhæ, apud C. F. Müller 1822.

ii. 参考文献

a) ゲーテと解剖学もしくは医学

Fröber, Rosemarie: *Museum anatomicum Jenense. Die anatomische Sammlung in Jena und die Rolle Goethes bei ihrer Entstehung*. Golmsdorf, 3. verbesserte Aufl. 2003.

Hellmann, Brigitt/ Schmucker, Eva: *Hebamme oder Entbindungsanstalt? Zur Geschichte der Geburtshilfe in Jena seit 1664*. Rudolstadt/Jena 2000.

Ishihara, Aeka: *Von der Skala der Natur zum evolutionären Vektor. Der Zwischenkieferknochen und das Affen-Motiv in der Literatur der Goethe-Zeit*. In: Neue Beiträge zur Germanistik. Kulturwissenschaft als Provokation der Literaturwissenschaft. Literatur — Geschichte — Genealogie. Internationale Ausgabe von DOITSU BUNGAKU. Band 3, Heft 3 (2004), Hrsg. v. der germanistischen Gesellschaft in Japan. München, S.144–158.

Ishihara, Aeka: *Der Kadaver und der Moulage. Ein kleiner Beitrag zur plastischen Anatomie der Goethezeit*. In: Goethe-Jahrbuch XLVII (2005), Hrsg. v. Goethe-Gesellschaft in Japan, München, S.25–39.

Ishihara, Aeka: *Die Wiederkehr zum ganzen Körper. Goethe als Schüler Loders und die plastische Anatomie*. In: Universitätsanspruch und partikulare Wirklichkeiten; Natu- und Geistes- wissenschaften im Dialog. Würzburg 2007, S.243–250.

Reitz, Gerd: *Ärzte zur Goethezeit*. Weimar 2000.

Wenzel, Manfred: *Goethe und die Medizin*. Frankfurt a.M./Leipzig 1992.

石原あえか「ヒトと猿の境界　ゲーテの《顎間骨発見》(1784)」、『研究年報』第20号、2003年、1–17頁。

石原あえか「人体観察の記録：近代ヨーロッパおよび日本における解剖図・標本・立体模型」、中島陽子・石原あえか編『生命を見る・観る・診る　生命の教養学III』、慶應義塾大学出版会、2007年、187–212頁。

石原あえか『科学する詩人　ゲーテ』、慶應義塾大学出版会、2010年。

b) ベルトゥーフと絵画学校について

Baumgart, Wolfgang: *Bertuch und die Freie Zeichenschule in Weimar. Ein Aufklärer als Förderer der Künste.* In: *Friedrich Justin Bertuch (1747–1822). Verleger, Schriftsteller und Unternehmer im klassischen Weimar.* Hrsg. v. Gerhard R. Kaiser und Siegfried Seifert. Redaktionelle Mitarbeit: Christian Deuling. Tübingen 2000, S.279–289.

Kaiser, Paul: *Das Haus am Baumgarten. Bertuch—Bertuchhaus—Landes-Industrie-Comptoir.* Weimarer Schriften zur Heimatgeschichte und Naturkunde. Hrsg. v. Stadtmuseum Weimar. Heft 32, 1980.

Klinger, Kerrin: *Zwischen Gesellschaft und Industrieförderung. Die Zeichenschule als Modellinstitution.* In: derselbe (Hrsg.): *Kunst und Handwerk in Weimar.* Köln/Wien/Weimar 2009, S.107–120.

c) ドイツまたはイェーナ大学専属絵画教師について

Heinstein, Patrik / Wegner, Reinhardt: *Mimesis qua Institution. Die akademischen Zeichenlehrer der Universität Jena 1765–1851.* In: *‚Gelehrte' Wissenschaft. Das Vorlesungsprogramm der Universität Jena um 1800.* Stuttgart 2008, S.283–301.

Heinstein, Patrik: *Komplementäre Entwürfe im Widerstreit. Der Plan zur Errichtung einer Jenaer Kunstakademie in den Jahren 1812–19.* In: Kerrin Klinger (Hrsg.): *Kunst und Handwerk in Weimar,* S.95–106.

Ishihara, Aeka: *Die Vermessbarkeit der Erde. Die Wissenschaftsgeschichte der Triangulation.* Würzburg 2011.

Kaiser, Gerhard R.: *Friedrich Justin Bertuch. Versuch eines Porträts.* Tübingen 2000.

Schulze, Elke: *Nulla dies sine linea. Universitärer Zeichenunterricht. Eine problemgeschichtliche Studie.* Stuttgart 2004.

d) その他ドイツ近代医学史関連

Fleck, Chistian/ Hesse, Volker/Wagner, Guenter: *Wegbereite der modernen Medizin. Jenaer Mediziner aus drei Jahrhunderten. Von Loder und Hufeland zu Rössle und Brednow.* Jena/ Quedlinburg 2004.

Körner, Hans: *Die Würzburger Siebolds. Eine Gelehrtenfamilie des 18. und 19. Jahrhunderts*. Mit 87 Bildnissen und 55 Abbildungen. Hrsg. v. Deutsche Akademie der Naturforscher Leopoldina, Leipzig 1967.

Metz-Becker, Marita: *Der verwaltete Körper. Die Medikalisierung schwangerer Frauen in den Gebärhäusern des frühen 19.Jahhunderts.* Frankfurt/New York 1997.

Metz-Becker, Marita (Hrsg.): *Hebammenkunst gestern und heute. Zur Kultur des Gebärens durch drei Jahrhunderte*. Marburg 1999.

石原あえか・眞岩啓子「ヴュルツブルクのシーボルト家　日独で女医を輩出した医学家系」、慶應義塾大学『日吉紀要　ドイツ語学・文学』47号、2011年、189–215頁。

長谷川まゆ帆『お産椅子への旅　ものと身体の歴史人類学』、岩波書店、2004年。

第2章
i. 一次文献

Neun Briefe über die Landschaftsmalerei (1831), Nachwort von Kurt Gerstenberg. Dresden 1927.

Goethe. Zu dessen näherem Verständnis. Hrsg. v. Hans Friedrich Wohlmann. Herfeld 1948.

Die Lebenskunst nach den Inschriften des Tempels zu Delphi. Dresden 1863.

Carus, Carl Gustav: *Gesammelte Schriften*. 11 Bände. Mit einer Einleitung hrsg. von Olaf Breidbach. Leipzig und Dresden 1818 bis 1931. Nachdruck: Hildesheim/Zürich/ New York 2009–2011.

＊なおカールスの『風景画についての書簡』については、以下の邦訳がある（縦横書き併存の紀要のため、ページ数が逆順となっている）。

永井繁樹・佐原正通訳、東海大学『文明研究所紀要』19号（第1書簡－第3書簡）、1999年、130–113頁。

永井繁樹・佐原正通訳、東海大学『文明研究所紀要』20号（補遺、第4書簡）、2000年、188–177頁。

永井繁樹訳、東海大学『文明研究所紀要』21号（第5書簡、第6書簡）、2001年、222–209頁。

永井繁樹訳、東海大学『総合教育センター紀要』23号（第7書簡、第8書簡）、2003年、94–82頁。

永井繁樹訳、東海大学『総合教育センター紀要』24号（第9書簡、付録）、2004年、138–122頁。

広瀬千一訳、「風景画論 ― 抄」（第3書簡、第5書簡）、『ドイツ・ロマン派全集 第9巻 無限への憧憬 ドイツ・ロマン派の思想と芸術』、国書刊行会、1984年。

ii. 参考文献

Carl Gustav Carus. Natur und Idee. Dresden 2009.（＊展覧会カタログ）

Carl Gustav Carus. Wahrnehmung und Konstruktion. Dresden 2009.（＊展覧会カタログ）

Fintelmann, Volker (Hrsg.): *Carl Gustav Carus. Begründer einer spirituellen Medizin und ihre Bedeutung für das 21. Jahrhundert.* Stuttgart/Berlin 2007.

Genschorek, Wolfgang: *Carl Gustav Carus. Arzt – Künstler – Naturforscher.* Frankfurt a. M. 1989.

Grosche, Stefan/ Müller-Tamm, Jutta: ‚*Zarten Seelen ist gar viel gegönnt', Naturwissenschaft und Kunst im Briefwechsel zwischen Carl Gustav Carus und Goethe.* Göttingen 2001.

Günzel, Klaus: *Romantik in Dresden. Geschichte und Begegnungen.* Frankfurt a. M./Leipzig 1997.

Meffert, Ekkehard: *Carl Gustav Carus. Arzt – Künstler – Goetheanist. Eine biographische Skizze.* Basel 1999.

Prause, Marianne: *Carl Gustav Carus -Leben und Werke.* Berlin 1968.

Spitzer, Gerd: *Carl Gustav Carus in der Dresdener Galerie.* Dresden 2009.

神林恒道・仲間裕子『ドイツ・ロマン派風景画論――新しい風景画への模索』、三元社、2006年。

佐原雅道「シュティフターとカール・グスタフ・カールス――

芸術と科学の統合——」、東海大学『外国語教育センター紀要』21号、2001年、307–315頁。

藤縄千艸編『ドイツ・ロマン派画集』(『ドイツ・ロマン派全集別巻』)、国書刊行会、1984年。

眞岩啓子「ゲーテと『ハワードの雲』」、上智大学『ドイツ文学論集』37号、2000年、3–21頁。

眞岩啓子「C.G.カールス『風景画についての9通の書簡』とゲーテの「ハワードの雲」」、『ヘルダー研究』第7号、2001年、121–142頁。

眞岩啓子［講演要旨］『C. G. カールスとゲーテ——その風景画をめぐって」、『国立西洋美術館研究紀要』No.8、2004年、51–75頁。

リチャード・ハンブリュン著『雲の「発明」 気象学を創ったアマチュア化学者』、小田川佳子訳、扶桑社、2007年。

第3章
i. 一次文献

Busch, Dietrich Wilhelm Heinrich, *Atlas Geburtshuelflicher Abbildungen mit Bezugnahme auf das Lehrbuch der Geburtskunde.* Berlin 1841.

Carus, Carl Gustav, *The King of Saxony's Journey through England and Scotland in the Year 1844,* translated by S. C. Davison, London: Chapman and Hall Whiting, 1846.

Hunter, William, *An Anatomical Description of the Human Gravid Uterus: and Its Contents*, London: Printed for J. Johnson, 1794.

Hunter, William, *The Anatomy of the Human Gravid Uterus exhibited in Figures,* Birmingham, 1774.

Shelley, Mary Wollstonecraft, *Frankenstein, or, The Modern Prometheus: The 1818 Text,* ed.by Marilyn Butler, London: William Pickering, 1993.

Smellie, William, *A Sett of Anatomical Tables, with Explanations, and an Abridgment, of the Practice of Midwifery, With a View to Illustrate a Treatise on that Subject, and Collection of Cases*, London: [s.n.], 1754.

Smellie, William, *A Treatise on the Theory and Practice of Midwifery*, London: Printed for D. Wilson, 1752–1764.

The Works of Sir Joshua Reynolds, ed. by Edmond Malone, 2 vols, London: Printed for T. Cadell, Jun. and W. Davies, 1797; repr. Hildesheim and New York: Georg Olms Verlag, 1971.

ii. **参考文献**

a) 産婦人医学の発達と受容

Bashford, Alison, *Purity and Pollution: Gender, Embodiment and Victorian Medicine*, London: Macmillan Press; New York: St. Martin's Press, 1998.

Biographisches Lexikon der hervorragenden Ärzte aller Zeiten und Völker. Hrsg. v. August Hirsch. Wien/Leipzig: Urban & Schwarzenberg, 1886, Bd.4.

MacVicar, John, *Man-Midwife: An Inaugural Lecture delivered in the University of Leicester, 21 January 1975*, Leicester: Leicester University Press, 1975.

Moscucci, Ornella, *The Science of Woman: Gynaecology and Gender in England, 1800–1929,* Cambridge, New York and Melbourne: Cambridge University Press, 1990.

Wilson, Adrian, *The Making of Man-Midwifery: Childbirth in England, 1660–1770*, London: UCL Press, 1995.

エドワード・ショーター『女の体の歴史』、池上千寿子・太田英樹訳、勁草書房、1992年。

ルドミラ・ジョーダノヴァ『セクシュアル・ヴィジョン——近代医科学におけるジェンダー図像学』、宇沢美子訳、白水社、2001年。

横山千晶「見られる身体・診られる身体——解剖と女性の図像学」、石塚久郎・鈴木晃仁編『身体医文化論——感覚と欲望』、慶應義塾大学出版会、2002年、147–87頁。

ミレイユ・ラジェ『出産の社会史——まだ病院がなかったころ』、藤本佳子・佐藤保子訳、勁草書房、1994年。

b) 18世紀〜19世紀の医学

Rushman, G. B., Davies, N. J. H., Atkinson, R. S. 『麻酔の歴史——150年の軌跡』改訂第2版、松木明知監訳、克誠堂、1999年。

Youngson, A. J., *The Scientific Revolution in Victorian Medicine,* London: Croom Helm, 1979.

c) 美術と医学の関係

Keppie, Lawrence, *William Hunter and the Huntarian Museum in Glasgow, 1807–2007*, Edinburgh: Edinburgh University Press, 2007.

スチュアート・マクドナルド『美術教育の歴史と哲学』、中山修一・織田芳人訳、玉川大学出版部、1990年。

d) ヴィクトリア女王とアルバート

Weintraub, Stanley, *Uncrowned King: The Life of Prince Albert,* New York, London, Toronto, Sydney and Singapore: The Free Press, 1997.

ワイントラウブ、スタンリー『ヴィクトリア女王』上・下、平岡緑訳、中央公論社、1993年。

川本静子・松村昌家編著『ヴィクトリア女王——ジェンダー・王権・表象』、ミネルヴァ書房、2006年。

e) フランケンシュタインと科学

Knellwolf, Christa, and Goodall, Jane, eds, *Frankenstein's Science: Experimentation and Discovery in Romantic Culture, 1780–1830,* Aldershot and Burlington, Vermont: Ashgate, 2008.

Shaw, Debra Benita, *Women, Science and Fiction: The Frankenstein Inheritance,* New York: Palgrave, 2000.

Vasbinder, Samuel Holmes, *Scientific Attitudes in Mary Shelley's Frankenstein.* Ann Arbor, Michigan: UMI Research Press, 1984.

小野俊太郎『フランケンシュタイン・コンプレックス——人間は、いつ怪物になるのか』、青草書房、2009年。

ジョン・ターニー『フランケンシュタインの足跡——バイオテクノロジーと現代の神話』、松浦俊輔訳、青土社、1999年。

久守和子・中川僚子編著『シリーズもっと知りたい名作の世界⑦　フランケンシュタイン』、ミネルヴァ書房、2006年。
クリス・ボルディック『フランケンシュタインの影の下に』、谷内田浩正ほか訳、国書刊行会、1996年。

[執筆者紹介]（執筆順）

石原あえか（いしはら　あえか）
慶應義塾大学商学部教授。同大学院文学研究科博士課程在籍中にドイツに留学、留学先のケルン大学でDr.phil.取得。学位論文 *Makarie und das Weltall*（1998）以来、ゲーテと近代自然科学を研究テーマとする。2005年にドイツで刊行した研究書 *Goethes Buch der Natur* により、DAADグリム兄弟奨励賞、日本学術振興会賞、日本学士院学術奨励賞を受賞。慶應義塾大学出版会刊行の著書『科学する詩人ゲーテ』（2010）でサントリー学芸賞受賞。また同会刊行の訳書にH. J. クロイツァー著『ファウスト　神話と音楽』（2007）、M. オステン著『ファウストとホムンクルス　ゲーテと近代の悪魔的速度』（2009）がある。最新の単著は、日独近代三角測量史を扱った *Die Vermessbarkeit der Erde*（2011、ドイツ）。

眞岩啓子（まいわ　けいこ）
早稲田大学、日本大学非常勤講師。上智大学大学院文学研究科博士後期課程修了。専攻はドイツ文学。主な研究領域は、ゲーテおよびゲーテ時代の美術、C・G・カールスの自然観。訳書に、『評伝シーボルト——日出づる国に魅せられて——』（講談社、1993年）、『ミッキー・マウス——ディズニーとドイツ——』（共訳、現代思潮新社、2003年）がある。

横山千晶（よこやま　ちあき）
慶應義塾大学法学部教授。慶應義塾大学大学院文学研究科博士課程修了。専門は19世紀のイギリス文学およびイギリス文化。当時の表象文化、および身体研究が目下の研究テーマである。主要著作に『都市論と生活論の祖型——奥井復太郎研究』（共著、慶應義塾大学出版会、1999年）、ウィリアム・モリス著『ジョン・ボールの夢』（翻訳、晶文社、2000年）、『身体医文化論——感覚と欲望』（共著、慶應義塾大学出版会、2002年）、*Japanese Women: Emerging from Subservience, 1869-1945*（共著、Global Oriental、2005年）、ジョージ・P・ランドウ著『ラスキン——眼差しの哲学者』（翻訳、日本経済評論社、2010年）などがある。

刊行にあたって

　いま、「教養」やリベラル・アーツと呼ばれるものをどのように捉えるべきか、教養教育をいかなる理念のもとでどのような内容と手法をもって行うのがよいのかとの議論が各所で行われています。これは国民全体で考えるべき課題ではありますが、とりわけ教育機関の責任は重大でこの問いに絶えず答えてゆくことが急務となっています。慶應義塾では、義塾における教養教育の休むことのない構築と、その基盤にある「教養」というものについての抜本的検討を研究課題として、2002 年 7 月に「慶應義塾大学教養研究センター」を発足させました。その主たる目的は、多分野・多領域にまたがる内外との交流を軸に、教養と教養教育のあり方に関する研究活動を推進して、未来を切り拓くための知の継承と発展に貢献しようとすることにあります。

　教養教育の目指すところが、単なる細切れの知識で身を鎧うことではないのは明らかです。人類の知的営為の歴史を振り返れば、その目的は、人が他者や世界と向き合ったときに生じる問題の多様な局面を、人類の過去に照らしつつ「今、ここで」という現下の状況のただなかで受け止め、それを複眼的な視野のもとで理解し深く思惟をめぐらせる能力を身につけ、各人各様の方法で自己表現を果たせる知力を養うことにあると考えられます。当センターではこのような認識を最小限の前提として、時代の変化に対応できる教養教育についての総合的かつ抜本的な踏査・研究活動を組織して、その研究成果を広く社会に発信し積極的な提言を行うことを責務として活動しています。

　もとより、教養教育を担う教員は、教育者であると同時に研究者であり、その学術研究の成果が絶えず教育の場にフィードバックされねばならないという意味で、両者は不即不離の関係にあります。今回の「教養研究センター選書」の刊行は、当センター所属の教員・研究者が、最新の研究成果の一端を、いわゆる学術論文とはことなる啓蒙的な切り口をもって、学生諸君をはじめとする読者にいち早く発信し、その新鮮な知の生成に立ち会う機会を提供することで、研究・教育相互の活性化を図ろうとする試みです。これによって、研究者と読者とが、より双方向的な関係を築きあげることが可能になるものと期待しています。なお、〈Mundus Scientiae〉はラテン語で、「知の世界」または「学の世界」の意味で用いました。

　読者諸氏の忌憚のないご批判・ご叱正をお願いする次第です。

慶應義塾大学教養研究センター所長

慶應義塾大学教養研究センター選書11

産む身体を描く
——ドイツ・イギリスの近代産科医と解剖図

2012年3月31日　初版第1刷発行

編者	石原あえか
発行	慶應義塾大学教養研究センター
	代表者　不破有理
	〒223-8521　横浜市港北区日吉4-1-1
	TEL：045-563-1111
	Email：lib-arts@adst.keio.ac.jp
	http://lib-arts.hc.keio.ac.jp/
制作・販売所	慶應義塾大学出版会株式会社
	〒108-8346　東京都港区三田2-19-30
装丁	原田潤
表紙図版	Angélique Marguerite Le Boursier du Coudray
印刷・製本	株式会社 太平印刷社

©2012 Aeka ISHIHARA
Printed in Japan　　ISBN978-4-7664-1933-7

慶應義塾大学教養研究センター選書

1 モノが語る日本の近現代生活 —近現代考古学のすすめ
桜井準也著　　●700円

2 ことばの生態系 —コミュニケーションは何でできているか
井上逸兵著　　●700円

3 『ドラキュラ』からブンガク —血、のみならず、口のすべて
武藤浩史著　　●700円

4 アンクル・トムとメロドラマ —19世紀アメリカにおける演劇・人種・社会
常山菜穂子著　　●700円

5 イェイツ —自己生成する詩人
萩原眞一著　　●700円

6 ジュール・ヴェルヌが描いた横浜 —「八十日間世界一周」の世界
新島進編　　●700円

7 メディア・リテラシー入門 —視覚表現のためのレッスン
佐藤元状・坂倉杏介編　　●700円

8 身近なレトリックの世界を探る —ことばからこころへ
金田一真澄著　　●700円

9 触れ、語れ —浮世絵をめぐる知的冒険
浮世絵ってどうやってみるんだ？会議編　　●700円

10 牧神の午後 —マラルメを読もう
原大地著　　●700円

11 産む身体を描く —ドイツ・イギリスの近代産科医と解剖図
石原あえか編　　●700円

12 汎瞑想 —もう一つの生活、もう一つの文明へ
熊倉敬聡著　　●700円

表示価格は刊行時の本体価格（税別）です。